진짜 식사

1

진짜 식사 1

1판 1쇄 발행 2023년 12월 22일
1판 2쇄 발행 2024년 11월 22일

지은이 김순렬
펴낸이 이기준
펴낸곳 리더북스
출판등록 2004년 10월 15일(제2004-000132호)
주소 경기도 고양시 덕양구 무원로 6번길 12(행신동, 대흥프라자빌딩) 815호
전화 031)971-2691
팩스 031)971-2692
이메일 leaderbooks@hanmail.net

- 잘못된 책은 서점에서 바꿔드립니다.
- 책값은 뒤표지에 있습니다.

리더북스는 독자 여러분의 책에 관한 아이디어와 원고 투고를 설레는 마음으로 기다리고 있습니다. 책으로 엮기를 원하는 아이디어가 있으신 분은 이메일 leaderbooks@hanmail.net로 간단한 개요와 취지, 연락처 등을 보내주세요.

몸에서 질병을 몰아내고, 암세포를 파괴하고,
다이어트에 좋은 최강 음식

진짜 식사

한의학박사 김순렬 지음

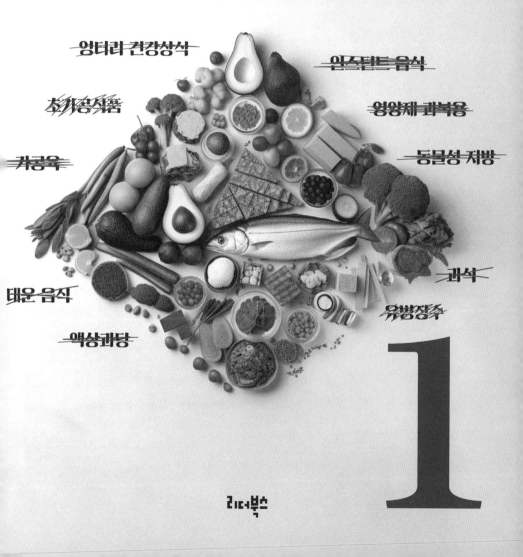

엉터리 건강상식

초가공식품

가공육

태운 음식

액상과당

인스턴트 음식

영양제 과복용

동물성 지방

과식

한방장수 ~~양생~~

1

리더북스

오래전 우리나라 각 가정에는 《한글 대사전》과 《한글 동의보감》이 책꽂이에 꽂혀 있었다. 김순렬 박사의 저서 《진짜 식사》를 읽은 뒤의 느낌을 한마디로 정리하면, 각 가정에 한 권씩 두고 읽어야 하는, 《한글 동의보감》이 업그레이드된 '필수 건강서적'이라는 생각이 들었다.

이 책에는 우리가 매일 먹는 음식에 관한 이야기가 담겨있다. 먹으면 건강에 좋은 음식과 절대 먹어서는 안 되는 음식이 가득하다. 일반인이 평소에 접하지 못하는 약초에 관한 이야기도 많아서 반가웠다. 우리가 살면서 영양제와 약은 쉽게 접하면서도 정작 산과 들에 나는 약초는 잘 모르는 경우가 흔하다. 김순렬 박사는 《진짜 식사》에서 우리가 잘 몰랐던 음식 이야기를 쉬우면서도 구체적으로 설명해 준다.

한방병원장으로서 그리고 진료 의사 입장에서 건강 유지와 질병 예방의 2가지 핵심 요인은 생활 습관과 스트레스이며, 생활 습관에서 가장 중요한 것이 식생활 습관이라고 생각한다. 과거보다 다양한 음식에 접근하는 기회가 많아진 상황에서 골고루 영양을 섭취한다는 측면에서는 긍정적이나, 각 개인의 신체조건을 고려하여 피해야 하거나 선택해야 하는 음식의 중요성은 더욱 강조되고 있다. 이 책은 매일 먹는 음식에 대한 '선택과 회피' 이 2가지의 가이드라인을 제시했다고 볼 수 있다.

이 책의 주제는 음식이지만 질병과 신체 관련 의료상식이 알기 쉽게 설명되어 내 몸을 알고 이해하는 지식과 정보를 덤으로 얻을 수 있다. 또한 그 음식이 왜? 어디에? 어떤 경로를 통해서 좋은가를 간단하고 명료하게 설명하며 의학적 근거도 제시하여 내용의 신뢰성을 높여주고 있다. 그리고 다른 책과는 다르게 음식을 어떻게 먹는 것이 가장 최선인지를 안내하고 있어 그 실용성도 돋보인다.

진료 현장에서 흔하게 환자분의 식생활 습관에 관해 설명할 때가 있는데, 그때마다 김순렬 박사의 유튜브가 많은 도움이 되었고, 가려운 곳을 긁어주는 역할을 해주었다. 김순렬 박사의 총명함은 대학 시절부터 유명했다. 특히 언변이 좋았다. 무슨 이야기든 참 재미나게 풀었던 기억이 난다. 그 재능이 이제야 활짝 피어난 것 같다. 처음 유튜브를 하고 있다는 소식에 놀랐고, 구독자가 66만 명이나 되는 것을 보고 다시 한번 놀랐다. 김순렬 박사의 저서 《진짜 식사》가 질병으로 고통받는 분들뿐만 아니라 건강을 지키려는 분들의 식생활에 많은 도움이 될 것이라고 감히 말씀드린다.

마지막으로, 독자들은 《진짜 식사》를 읽으면서 본인에게 맞는 음식을 탐색하고 먹는 기준 등의 과정을 안내받을 수 있으며, 이 책에 나오는 음식들이 우리가 쉽게 구하고 흔히 먹는 먹거리로 구성되어 있어서 필요할 때마다 찾아볼 수 있는 '사전적 가치'도 있다고 하겠다.

- 김근우(동국대학교 한의과대학 교수)

생물의 동적 평형을 과학적 사유로 풀어낸 후쿠오카 신이치 교수의 저서 《생물과 무생물 사이》를 보면 쇤하이머 박사의 실험 이야기가 나온다. 쇤하이머는 2차 세계대전 중에 미국으로 이주한 유태인인데, 그가 1930년대 후반에 한 실험이 생물학에서는 유명하다. 그 실험의 요지는 '우리가 먹는 음식은 배 속에 들어가서 어떻게 소화 흡수되고 배설되는가?'에 관한 것이다.

그는 방사성동위원소인 중질소가 표시된 로이신이라고 하는 아미노산을 함유한 사료를 성숙한 실험용 쥐에게 3일간 먹였다. 그리고 쥐를 해부해서 그동안 먹은 아미노산이 어디로 갔는지 찾아보았다. 처음에 그는 아미노산이 대부분 분해되어 소변과 대변으로 배출되었을 것이라고 예상했다. 하지만 아미노산은 소변으로 27.4%, 대변으로 2.2%밖에 배출되지 않았다. 그렇다면 나머지는 모두 어디로 간 것일까? 투여된 중질소 아미노산의 무려 56.5%가 온몸의 단백질에 흡수된 것을 확인했다. 3일간 투여된 아미노산이 장벽, 신장, 비장, 간과 혈청에서 발견된 것이다.

이것은 무엇을 의미할까? 우리 몸을 구성하는 세포 속 구성인자들은 매일매일 바뀌고 있다. 즉, 우리가 어제 먹은 밥이 그저께 먹은 밥의 영양 성분을 대체한다. 그저께 먹은 햄버거의 구성 성분이 우리 몸의 일부가 되었다가 어제 먹은 김치찌개의 구성 성분이 그저께 먹은 햄버거의 구성 성분을 밀어내고 우리 몸의 일부가 되는 것이다.

쉰하이머 박사는 지방도 중질소 아미노산과 같은지 실험했다. 지방에는 질소가 함유되지 않아서 이번에는 수소동위체인 중수소를 이용했다. 실험을 마친 그는 논문에 이렇게 썼다. '(에너지가 필요한 경우) 섭취된 대부분의 지방은 연소되고 극히 일부만이 체내에 축적된다고 우리는 예상했다. 그런데 아주 놀랍게도 동물은 체중이 감소할 때조차도 소화 흡수된 지방의 대부분을 체내에 축적하고 있었다.'

필자가 후쿠오카 신이치 교수의 저서 《생물과 무생물 사이》를 읽은 지 10년이 훌쩍 넘었다. 처음 '동적 평형'이란 개념을 보고 깊은 감명을 받아 책을 여러 번 반복하여 읽은 기억이 있다. 필자의 진료 철학의 근간을 만들어 준 것이 바로 이 책이다.

사람은 60조 개가 넘는 세포로 구성된 다세포 생물이다. 세균은 하나의 세포로만 구성되어 있어서 혼자 살고 혼자 죽는다. 하지만 사람과 같은 다세포 생명체는 모든 세포가 동시에 살고 동시에 죽는다. 그 대신 몸집을 키울 수 있고 여러 가지 다양한 기능을 하는 장기를 만들수 있다. 호흡하는 기관 따로, 소화 흡수하는 기관 따로, 생식기관도 따로, 심지어 생각하는 기관까지 따로 만들어 운용할 수 있다. 그렇게 하려면 에너지가 많이 필요하므로 하루에 2~3번씩 아니 그 이상 음식을 먹어야 한다. 인간의 숙명 같은 것이다.

그만큼 사람에게는 먹는 것이 중요하다. 현대사회는 과학기술이 발달하고 농업 생산성이 획기적으로 향상하면서 역사상 드물게 먹거리가 넘쳐나게 되었다. 아직도 식량이 부족한 국가가 있긴 하지만 우리나라의 경우만 봐도 이렇게 먹을 것이 풍족한 시대는 없었다. 음식이 부족해서 병이 나는 일은 거의 없다. 하지만 이러한 풍족함이 오히려 독이 되고 있다. 먹지 말아야 할 음식들을 과식하다 보니 여러 가지 질병에 시달린다. 탄수화물을 너무 많이 먹어서 당뇨병과 대사질환이 생기고, 육식을 너무 많이 해서 염증과 활성산소의 생성이 증가한다. 술과 담배는 말할 것도 없고, 100년 전만 해도 한반도에 없던 커피 같은 각성제 음료가 지금은 엄청나게 소비되고 있다.

필자가 쉰하이머 박사의 실험을 예로 든 이유는 간단하다. 매일매일 먹는 음식이 우리 몸의 일부가 되기 때문이다. 음식을 어떻게 잘 먹느냐에 따라 우리의 건강상태가 좌우될 수 있다. 인스턴트 음식과 화학적으로 합성된 음식들을 자주 먹다 보면 우리 몸의 건강을 해칠 수밖에 없다. 음식은 자연 그대로 먹는 것이 가장 좋다. 천연의 식품들은 그 속에 수많은 영양분이 있으면서도 그와 반대되는 성질의 영양분도 함께 포함하고 있다. 인삼을 먹으면 열이 오르기도 하고 열이 내리기도 하는데, 열이 많은 사람의 열을 내려주고, 열이 없는 사람은 열을 내도록 해준다. 또한 삼칠삼이라는 식물은 지혈작용을 하는데, 성분 분석을 해보면 혈소판 응집을 방해하여 출혈을 유도하는 물질도 함유하고 있다. 이렇게 식물은 한 가지 성질만 가지고 있지 않고 그때그때 상황에 맞게 우리 몸을 조절해준다.

하지만 약품은 그렇지 않다. 한 가지 성분만 추출한 약물이나 영양제는 그때그때 상황에 맞게 조절하는 기능이 없다. 한 가지 목표만을 위해서 강력하게 작용하므로 그만큼 부작용도 크게 나타난다. 필자의 한의원에 찾아오는 분들과 상담하다 보면 영양제를 한 번에 한 움큼씩 입에 집어넣는다고 한다. 뉴스에는 영양제가 거의 효능이 없다는 내용이 자주 보도되는데도 영양제를 복용하지 않는 사람이 드문 것 같다. 화학적으로 합성한 음식들은 진짜 음식이 아니다. 입에 달고, 맛나고, 칼로리가 높은 음식도 진짜 음식이 아니다. 조금 덜 달고, 조금 덜 맛있고, 먹기에 조금 불편하더라도 진짜 음식, 자연 그대로의 음식을 먹는 것이 우리 몸의 건강한 평형상태를 유지하는 지름길이다.

필자가 유튜브를 시작한 지 10년이 넘었다. 본격적으로 한 것은 5년 정도 되었고, 진짜 제대로 콘텐츠를 만든 것은 2년 남짓이다. 남들보다 조금 일찍 시작한 덕분에 약간의 성과를 얻었는데, 오래된 영상들을 보면 부끄러움과 아쉬움이 남는다. 하지만 2년 전부터 올린 영상은 나름대로 내용과 퀄리티가 좋아서 만족하고 있다. 영상 하나를 만들기 위해 자료 찾기를 몇 날 며칠씩 하면서, 다 알고 있다고 여긴 내용도 새로 배우는 경우가 많았다. 그동안의 성과물들을 한눈에 볼 수 있게 책을 만들어달라는 요청이 있었기에 이 책 《진짜 식사》를 출간하게 되었다. 건강을 위해 노력하는 모든 분들께 살아 있는 진짜 음식을 소개할 수 있어서 기쁘다. 여러분이 이 책의 내용을 읽고 조금이라도 더 건강하게 살 수 있다면 더는 바랄 것이 없다.

항상 곁에서 나를 지지해주는 아내 장정은과 자신의 길을 묵묵히 가고 있는 아들 김재우에게 사랑을 전한다.

서초동에서

김순렬

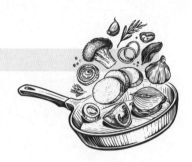

목차

1장
몸에서 질병을 몰아내는 식사

4장

비만을 예방하고 다이어트에 좋은 식사

1장

몸에서 질병을 몰아내는 식사

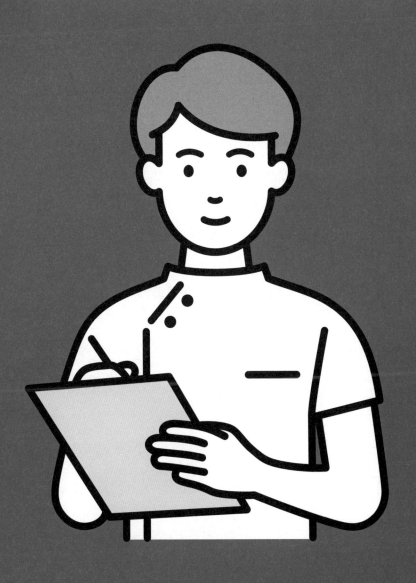

단시간에 간을
파괴하는 음식

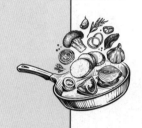

간은 폐의 바로 아래쪽, 위장과 소장, 대장보다 약간 위쪽에 있다. 중력을 거슬러서 피가 흘러야 하기 때문이다. 위장, 소장, 대장을 거친 모든 혈액이 간으로 한꺼번에 몰려와서 혈액순환에 정체가 생기기 쉽다. 그런 이유로 과식하거나 술을 마시면 혈액의 정체로 체하거나 숙취가 심해진다. 간염이나 간경화로 간 기능이 약해져서 위장, 소장, 대장 등 소화기 전체의 혈액이 간으로 흘러가는 것이 어려워지면 소화장애와 설사, 복부팽만이 생긴다.

간 기능이 나빠지면 몸속에 노폐물이 가득 찬다

우리가 음식을 먹으면 위장, 소장, 대장에서 소화 흡수 과정을 거쳐 영양분을 몸속으로 빨아들인다. 정확하게 말하면 혈액 속에 영양분을 흡수해서 온몸으로 수송한다. 위장과 소장, 대장에서 흡수된 영양분을 실은 혈액은 모두 간으로 간다. 왜냐하면 외부에서 들어온 영양분 중에 혹시 독소나 세균, 바이러스가 들어있을지도 모르기 때문에 간에서 검역하는 것이다. 이것을 해독작용이라고 한다.

간의 기능

- 간의 기능 중에서 대표적인 것이 담즙생성이다. 간은 담즙을 만들어 지방의 흡수를 돕는다.
- 간은 혈액 응고에도 관여한다. 담즙을 재흡수할 때 비타민K를 함께 흡수하기 때문이다. 그런 이유로 간에서 충분한 담즙이 생성되지 않으면 혈액 응고가 잘 일어나지 않고 뇌출혈 같은 출혈 질환이 발생한다.
- 간은 탄수화물 대사에도 중요한 역할을 한다. 간에 저장된 탄수화물을 글리코겐이라고 하는데, 우리 몸에서 필요할 때 글리코겐을 포도당으로 분해하여 혈액 속으로 풀어준다.
- 간은 비타민A, D, E, K, B12 및 철을 저장한다. 그래서 포도주를 과음하면 철이 간에 과잉 저장되어 문제가 생긴다.
- 간은 알부민 단백질을 만들어 혈액의 농도를 유지하고, 지방산과 스테로이드호르몬을 운반하는 역할을 한다.

요약하면, 간은 에너지대사를 조절하고, 해독작용을 하고, 각종 호르몬의 분해와 대사에 관여하고, 담즙을 만들고, 독소와 세균, 바이러스 같은 노폐물을 제거한다.

단시간에 간을 파괴하는 음식

단백질 보충제는 알레르기와 염증의 원인

필자는 영양분을 자연 그대로 섭취하는 것이 가장 좋다고 늘 강조한다. 공장에서 가공한 음식은 대부분 독성을 지니고 있기 때문이다. 예전에는 단백질 파우더를 몸에 근육을 만들기 위해 헬스를 하는 사람들만 먹었다면, 요즘은 일반인들도 나이가 들면 단백질이 중요하다면서 단백질 보충제를 한두 가지씩 복용한다. 단백질 보충제의 재료 중에는 콩단백질Soy protein isolate과 우유에서 분리한 유청단백질Whey protein이 많다. 원재료인 콩이나 우유에서 단백질을 분리하는 과정에서 화학적인 처리 과정을 거친다. 원래 단백질 자체가 알레르기 유발물질인데 화학적 처리 과정을 거치니 복용하면 알레르기나 염증반응이 잘 나타난다. 또한 단백질 파우더나 단백질 보충제는 염증반응도 잘 유발한다. 단백질 보충제는 알레르기성 비염과 궤양성 대장염 같은 염증성 장질환의 원인이고 간에도 염증을 유발할 수 있다. 단백질은 웬만하면 자연 그대로 돼지고기, 닭고기, 소고기를 집에서 요리하여 먹는 것이 좋다. 가루로 먹는 것이 간편하지만 건강상 해롭다.

액상과당은 혈당을 급격히 올리고 염증을 유발한다

과일 속에는 과당, 포도당, 설탕이 들어있는데 그중 과당 함량이 가장 높다. 사실 과당의 GI 인덱스는 설탕의 GI 지수가 65인데 반해 19밖에 안 될 정도로 낮은 편이다. 그런데 왜 과당이 위험한 것일까? 그 이유는 너무 많이 먹기 때문이다. 위험한 과당은 액상과당을 말한다. 우리가 흔히 마시는 주스나 탄산음료, 스포츠음료에 액상과당이 많이 들어있다. 과일에는 과당이 들어있어도 식이섬유가 풍부하기 때문에 과당이 천천히 흡수되지만, 액상과당은 장애물 없이 빠르게 흡수되어 해로운 것이다. 한꺼번에 많은 양의 당분이 혈관으로 들어오면 간이 부담을 느끼고 결국 염증을 유발하게 된다. 과당은 천연물로 섭취하는 것이 건강에 좋다. 과일로 과당을 섭취하면 배가 불러서 필요 이상으로 섭취하는 것을 제한할 수 있다.

콩기름, 옥수수기름 등의 식물성 기름

식물은 기름기가 별로 없다. 그래서 콩기름, 옥수수기름, 카놀라유, 면화유 같은 식물성 기름은 잎과 줄기가 아니라 씨앗에서 추출한다. 식물성 기름은 동물성 기름보다 불포화지방산이 다량 함유되어 있지만 식물성 기름은 산패가 잘되어 화학적 처리를 더 많이 한다. 또한 액체 상태의 식물성 기름에 수소를 첨가하여 만든 경화유는 유통기한이 오래가고 풍미가 좋아져서 각종 튀김, 빵, 치킨 요리에 많이 사용하는데, 트랜스 지방이 생성되기 때문에 혈중 콜레스테롤 수치를 높이고 심장병과 암, 치매의 발병 위험을 증가시킨다. 특히 식물성 기름은 오메가3보다 오메가6의 함량이 높아서 염증반응이 증가하고, 심장질환과

자가면역질환 및 일부 암의 원인이 된다. 식물성 기름의 원료는 대부분 GMO 작물이라는 것을 참고하자.

기름 종류	오메가6(g/cup)	오메가3(g/cup)	비율
카놀라기름	44.2	20.3	2.2:1
옥수수기름	126.44	1.53	83:1
목화씨기름(면실유)	112.49	0.44	256:1
포도씨기름	151.73	0.22	690:1
땅콩기름	69.12	0	only omega6
잇꽃기름(올레산)	30.90	0	only omega6
콩기름	111.18	14.82	7.5:1
해바라기씨기름(리놀산)	143.23	0	only omega6
해바라기씨기름(올레산)	8.08	0.43	19:1

합성 감미료는 간염을 유발한다

합성 감미료인 말토덱스트린Maltodextrin은 탄수화물의 일종이다. 옥수수, 쌀, 감자전분 또는 밀로 만든 백색 분말로서 많은 음식에 포함되어 있다. 가공식품의 부피를 키우는 충전제, 방부제, 설탕을 대신하는 인공감미료로 사용된다. 비타민 같은 영양제의 충전제가 바로 말토덱스트린이다. 말토덱스트린은 1그램당 4칼로리로 설탕과 칼로리가 같다. 하지만 GI 지수가 106~136으로 아주 높아서 혈당을 급격히 올린다. 그래서 당뇨병, 간염을 유발할 수 있고, 각종 염증질환의 원인이 될 수 있다.

대개 헬스를 하는 사람들이 단기간에 근육과 체지방을 함께 늘리기 위해 벌크업 보충제로 말토덱스트린을 복용한다. 그러나 말토덱스트린 같은 합성 감미료를 다량 복용하는 것은 각종 알레르기와 염증의 원인이 될 수 있어서 매우 위험하다. 말토덱스트린의 원료가 대부분 GMO 옥수수라는 점을 잊지 말자.

견과류에 생기는 아플라톡신은 강한 간독성 물질이다

아플라톡신은 곰팡이 독소다. 여름에 기온이 높고 습할 때 땅콩 같은 견과류에서 잘 생긴다. 아플라톡신은 강한 간독성 물질이어서 간염뿐만 아니라 간암도 유발할 수 있다. 견과류는 영양분이 풍부한 건강식이지만 기름 성분이 많아서 조금만 오래되면 변질되기 쉬우므로 항상 신선한 제품을 구입해 먹기를 권한다.

> **단시간에 간을 파괴하는 음식**
> ❶ 단백질 보충제: 과다한 단백질은 알레르기와 염증의 원인
> ❷ 과당: 액상과당이 위험. 혈당을 급격히 올리고 염증을 유발한다
> ❸ 식물성 기름: 콩기름, 옥수수기름, 카놀라유, 면화유
> ❹ 합성 감미료: 말토덱스트린은 각종 염증질환의 원인, 간염 유발
> ❺ 아플라톡신: 땅콩 등의 견과류에 발생. 강한 간독성 물질

신장에 해로운
최악의 음식 6가지

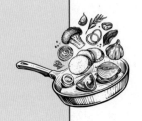

　　신장(腎臟)을 건강하게 유지하는 방법은 신장의 일을 줄여 주는 것이다. 신장은 혈액에서 노폐물을 걸러내는 장기이므로 과도하게 일하거나 혈액 속에 노폐물이 잔뜩 들어있어도 빨리 망가진다. 노폐물이 많으면 처리 과정에서 신장의 필터 사이에 끼어 염증을 유발하고 이 염증이 반복적으로 생기면 신장의 필터가 고장날 수 있다. 여기서 필터는 모세혈관을 말한다. 신장의 필터링은 모세혈관막의 투과성을 이용하여 노폐물을 걸러내는 것이다.

신장이 손상되지 않게 피해야 하는 음식

신장은 우리 몸의 모든 혈액이 통과하는 기관이므로 무엇을 먹는가에 따라 민감하게 반응한다. 올바른 식이요법이 신장을 보호하는 데 가장 중요하다. 신장 건강에 심각한 문제를 일으키는 최악의 음식들을 알아두고 신장이 손상되지 않게 이 음식들의 섭취를 삼가야 한다. 피부와 간, 위장 점막은 손상되면 곧바로 복구되지만 신장은 그렇지 않기 때문이다.

특히 고혈압 환자는 소금을 멀리해야 한다

혈압이 올라가면 신장은 분주해진다. 더 많은 혈액이 더 강한 압력으로 신장의 작은 모세혈관 꽈리를 압박하기 때문에 신장의 필터 기능이 손상될 수밖에 없다. 특히 소금이 많이 함유된 음식을 먹으면 혈액 속에 나트륨의 양이 늘어난다. 그러면 신장이 혈액을 여과할 때 혈액의 나트륨 농도를 낮추기 위해 더 많은 물을 재흡수한다. 이 과정에서 신장이 일을 더 많이 해야 하므로 신장에 해롭다.

> **Tip** 히말라야 핑크 소금
>
> 소금은 히말라야 핑크 소금이 좋다. 일반 소금에 비해 나트륨 함량이 적고 미네랄 함량은 높다. 히말라야 핑크 소금은 폐질환에도 효과가 있다.

붉은 고기(적색육), 고당분 식이를 하지 마라

붉은 고기의 단백질을 먹으면 노폐물로 질소산화물인 요산과 요소가 나온다. 이것은 신장을 통해 소변으로 배출된다. 그래서 적색육을 즐기면 신장에 무리가 온다. 특히 요산이 처리되지 않고 혈중에 필요 이상으로 많아지면 통풍에 걸리기 쉬운데, 통풍은 염증이 생긴 관절이 붓고 통증이 극심하다.

필자의 경험에 비추어보면 통풍을 악화시키는 적색육보다 더 나쁜 것이 당분인 것 같다. 통풍 환자가 육식을 줄여야 하는 것은 당연한 일이고, 여기에 더해서 절대 고당분 식이를 하지 않아야 한다. 말린 과일이나 과자, 탄산음료 등에 들어있는 합성 감미료가 통풍의 상태를 더욱 악화시킨다.

칼륨 섭취를 제한해 과도한 이뇨 작용을 줄인다

칼륨은 나트륨과 반대 작용을 한다. 혈액 속에 칼륨이 증가한다는 것은 피가 싱거워지는 것을 의미한다. 이때 콩팥에서 물을 몸 밖으로 더 빼내면서 부종이 없어지고, 몸이 가벼워지고, 혈압이 떨어진다. 보통의 건강식품은 대부분 이 기능을 이용하는데, 몸에서 노폐물을 빼내는 가장 좋은 방법이기 때문이다. 혈압약도 이뇨 작용을 도와 혈압을 내린다. 그래서 혈압약을 복용하면 화장실을 자주 들락거리게 된다.

신장은 무조건 덜 써야 오래 보존된다. 신장이 건강할 때는 몸 밖으로 물을 계속 빼내고 또 수분을 추가로 섭취하면서 몸속의 노폐물을 제거하지만, 신장 기능에 조금이라도 이상이 생기면 이 과정이 신장에 치명적 손상을 일으킨다. 신장이 중노동을 하면 망가질 수밖에 없다. 칼륨이 풍부한 음식으로는 바나나, 자두, 건포도, 케일, 감자, 멜론, 토마토 등이 있는데, 신장의 건강을 위해서는 이런 음식을 먹을 때 주의를

기울일 필요가 있다.

설탕의 과다 섭취는 당뇨병과 관련이 있다

혈당이 올라가면 우리 몸의 말초에 있는 작은 혈관들이 손상되고, 손끝과 발끝에 염증이 생긴다. 눈 속의 모세혈관인 망막과 뇌신경의 모세혈관에도 손상이 와서 혈관성 치매의 원인이 된다.

신장에는 사구체라는 기관이 있다. 사구체는 혈액 속의 노폐물을 걸러내는 신장의 기본 단위로, 모세혈관이 실타래처럼 뭉쳐진 것이다. 모세혈관의 길이를 최대로 늘리기 위해 동그랗게 뭉쳐진 혈관덩어리다. 혈액 속에 당과 노폐물이 많아지면 사구체가 막혀버리기 쉽다. 그래서 당뇨병을 오래 앓으면 손끝과 발끝에 염증이 생기고, 망막, 뇌 손상과 함께 신장에 무리가 온다.

약물을 장기 복용하면 신장 기능이 파괴된다

신장 기능을 떨어뜨리는 요인 중에 약물도 포함된다. 항생제, 항진균제, 항바이러스제, 비스테로이드성 소염진통제, 위산분비억제제 등을 오랜 기간 복용하면 신장 기능이 정상으로 작동되지 않는다.

설탕이 많이 들었거나 합성 감미료가 첨가된 음료수

커피는 이뇨 작용으로 혈압을 내리고 카페인이 혈압을 올리는 효과가 동시에 있다. 커피는 항산화, 항염증 효과가 있어서 만성 신장질환의 발생 위험을 24% 낮춘다는 연구 보고가 있다. 또한 녹차의 항산화 성분은 혈관을 튼튼하게 하는 효과가 있다. 그래서 커피와 녹차는 단점과 장점이 함께 있어서 적당량 마시는 것은 큰 문제가 없다.

신장에 가장 해로운 음료수는 설탕이 많이 들었거나 합성 감미료가 첨가된 것이다. 미국 브리검앤위먼스병원의 연구에 따르면 당분이 많이 함유된 음료수를 오랜 기간 복용하면 신장결석의 발병률이 23% 증가한다고 한다. 또한 존스홉킨스대학의 연구에서는 비만이 신장결석의 위험을 2배나 높인다고 한다.

탄산음료 중에 다이어트 음료도 삼가야 한다. 무가당 음료는 설탕이 미포함되었을 뿐이지 설탕이나 과당을 뺀 대신 인공감미료를 첨가한 것이어서 신장에는 오히려 더 해로울 수 있다. 이러한 가공식품은 인 함량이 높기 때문에 신장에 무리를 줄 수 있다.

술도 피해야 한다. 음주는 소변량을 늘리고, 각종 염증을 유발하는 원인이다. 음주를 계속하면 소변에서 알부민이 검출되는 단백뇨의 비율이 올라간다. 신장의 건강을 위해서는 갈증이 날 때 맥주나 음료수보다는 맹물 한 잔 마시는 것이 낫다.

신장 기능을 보존하기 위해 신장의 일을 줄이는 방법

❶ 혈압을 낮춘다: 체중을 줄이고 소금 섭취를 삼간다

❷ 혈액을 맑게 한다: 운동을 열심히 한다

❸ 과도한 이뇨 작용을 줄인다: 칼륨 섭취를 줄인다

❹ 염증을 차단한다: 항산화 식품의 복용을 늘린다

만성피로가
싹 사라지는 3종 세트

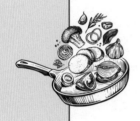

　　양파와 함께 복용하면 만성피로를 싹 날려버리는 음식들이 있다. 맥주효모와 레몬즙이 그 주인공이다. 이 3종 세트를 함께 복용하면 피로가 사라질 뿐만 아니라 머리가 맑아지고, 만성염증이 낫고, 피부를 탄력 있게 해주고, 노화를 늦추고, 비염, 천식 같은 알레르기 질환을 예방할 수 있다.

맥주효모는 간 기능을 개선한다

맥주효모는 주로 탈모에 효과가 있는 것으로 알려져 있는데, 피로 회복에도 탁월하다. 맥주효모는 맥주를 만들 때 사용하는 효모로서 곰팡이의 일종이다. 일반 효모는 이스트 Yeast라고 하고, 맥주효모는 브루어스 이스트 Brewer's Yeast라고 부른다. 빵을 만들 때 사용하는 이스트도 맥주효모의 일종이다. 효모는 산소가 풍부할 때는 산소를 이용한 유기 호흡으로 탄수화물을 분해하여 에너지를 생산한다. 이것은 식초를 만들 때의 경우다. 반면에 효모는 산소가 없을 때는 무기호흡을 한다. 맥주나 포도주 같은 알코올 발효가 이에 속한다. 이때 알코올과 함께 이산화탄소가 나오는데 이것이 반죽을 부풀려서 빵을 만든다.

비타민B군은 활력이 필요할 때 섭취하는 영양분이다

맥주효모에는 단백질과 각종 미네랄 그리고 비타민B군이 풍부하게 들어있다. 특히 비타민B1인 티아민, 비타민B2인 리보플라빈, 비타민B3인 나이아신, 비타민B6의 함량은 하루 권장 섭취량을 훌쩍 넘길 정도로 풍부하다. 합성비타민 제제 대신 천연비타민 섭취를 원한다면 맥주효모를 복용하기를 권한다. TV에서 광고하는 천연비타민은 실제로 천연이 아니고 천연과 비슷하다는 의미다. 천연비타민은 오직 식품에만 들어있다는 점을 잊지 말자. 비타민B군은 주로 활력이 필요할 때 섭취하는 영양분이다. 비타민B가 우리가 먹은 음식을 에너지로 바꿔준다. 그래서 필자는 만성피로가 있는 분들에게 항상 비타민B군을 추천한다.

효모에 풍부한 베타글루칸의 효능

베타글루칸은 원래 버섯에 풍부한 것으로 알려져 있다. 효모에도 베타글루칸이 풍부하다. 효모도 버섯과 같은 균류Fungi에 속하기 때문이다. 베타글루칸의 대표적 효능은 콜레스테롤 수치를 조절하고, 항염증, 항암 작용을 하고 면역력을 증진한다. 그 외에 피부 개선, 뇌신경 활성화, 과민성대장 예방, 탈모 완화, 피로 개선 효과가 있다.

셀레늄이 간세포에 기름이 끼는 것을 방지한다

맥주효모에는 셀레늄과 엽산이 풍부하다. 셀레늄은 지방간처럼 간세포에 기름이 끼는 것을 방지한다. 또한 BCAA 아미노산이 풍부하여 간질환 환자의 회복식으로 손색이 없다.

엽산은 비타민B와 함께 메티오닌이 호모시스테인으로 변하는 것을 막아준다. 호모시스테인은 뇌혈관을 수축하여 치매를 일으키는 물질이다. 그래서 맥주효모가 간 건강과 치매 예방에 효과가 있다. 자주 술을 마시는 사람은 맥주효모를 꾸준히 먹으면 간 기능을 회복할 수 있다. 하지만 맥주효모에는 퓨린이 들어있어서 통풍 환자들은 삼가야 한다.

레몬즙의 풍부한 유기산이 에너지대사를 촉진한다

레몬의 건강 증진 효과는 잘 알려져 있다. 우리나라에서는 레몬의 맛이 시다 보니 명성만큼 자주 먹는 사람은 드문 것 같다. 레몬은 특히 비타민C가 풍부하다. 레몬 100g에 비타민C 하루 권장 섭취량의 128%가 들어있다. 레몬에는 비타민C뿐만 아니라 앞에서 언급한 맥주 효모에 들어있는 비타민B1, B2, B3, B6도 모두 들어있다. 레몬즙에 풍부한 유기산이 비타민B군과 함께 에너지대사를 촉진한다.

레몬즙은 허혈성 뇌졸중을 억제한다

레몬즙에는 칼슘, 구리, 철분, 칼륨, 마그네슘, 인, 아연 등 각종 미네랄이 풍부하게 들어있다. 그래서 뇌졸중 위험을 낮춰준다. 미국 심장협회에 따르면 감귤류 과일을 많이 먹은 여성은 그렇지 않은 여성보다 허혈성 뇌졸중 위험도가 19% 낮다고 한다.

레몬즙의 또 다른 효능

- 레몬즙은 암세포의 성장을 억제한다. 비타민C의 강력한 항산화 작용 때문이다.
- 괴혈병 같은 출혈 질환을 예방한다.
- 피부 주름을 억제하고, 피부 노화를 방지하며, 손상된 피부를 회복한다.
- 비타민C가 철분 흡수를 돕기 때문에 빈혈에 좋다.
- 면역력을 활성화한다.
- 소화를 돕는다. 레몬수의 원자구조가 위의 소화액과 비슷해서 간의 담즙생성을 활성화하고 소화를 돕는 것이다.
- 강력한 이뇨 작용으로 독소를 배출해서 다이어트에 도움이 된다.
- 코로나19 같은 호흡기 감염에 효과가 있다. 비타민C가 천식과 폐

렴을 억제하고 예방해주기 때문이다.

레몬즙은 상큼한 냄새가 기분을 좋게 해준다. 맥주효모와 레몬을 함께 세트로 먹으면 피로 회복뿐만 아니라 면역력 증진에 큰 도움이 된다. 특히 수험생에게는 레몬이 피로 회복과 뇌신경을 활성화하는 최고의 영양식이다.

양파의 퀘르세틴과 MSM

양파는 식단에 늘 올라오는 음식 중 하나다. 양파는 앞에서 언급한 맥주효모나 레몬처럼 다양한 영양 성분은 없다. 하지만 양파에 포함된 유황합성물과 퀘르세틴 성분이 건강 증진에 도움을 준다.

퀘르세틴은 천연 항히스타민 효과가 있다

퀘르세틴은 플라보노이드 계통의 강력한 항산화제다. 일종의 식물 색소인데, 빨간색과 주황색 과일과 야채에 많이 들어있다. 퀘르세틴은 천연 항히스타민 효과와 항염증 효과가 있어서 음식 알레르기와 천식 그리고 피부 두드러기 증상에 도움이 된다. 퀘르세틴이 염증 경로와 기능을 조절하고 억제하기 때문이다. 백혈구와 그 밖의 세포 신호에 기인한 염증을 억제한다. 그래서 동맥경화, 심장질환, 콜레스테롤 질환, 관절염, 피부염, 세균 감염, 바이러스 감염 등에 두루 효과가 있다. 퀘르세틴의 천연 항히스타민 효과는 알레르기로 인한 기침, 눈물, 콧

물, 두드러기, 입술이나 혀의 부종, 가려움증을 완화한다. 퀘르세틴은 부작용이 거의 없어서 알레르기가 심한 사람은 1년 내내 복용해도 무방하다. 양파가 매워서 비염에 나쁠 것 같은데 효과는 정반대로 더 좋다. 그 외에도 퀘르세틴은 혈압을 조절하고, 심혈관질환을 예방하고, 항암, 다이어트에도 효과가 뛰어나다.

식이유황(MSM)은 특히 관절염에 좋다

양파에 들어있는 유황을 식이유황MSM이라고 한다. MSM은 건강식품으로 많이 판매되고 있다. 유황은 우리 몸속에서 칼슘, 인, 칼륨 다음으로 많은 미네랄 성분으로, 머리카락, 연골, 콜라겐, 피부조직 등을 생성하는 데 꼭 필요한 성분이다. 나이가 들면서 점점 그 양이 줄어들기 때문에 40대 이후에는 적극적으로 섭취해야 한다. 특히 MSM은 항염증 작용이 강력해서 관절염이 있는 사람들이 많이 복용한다.

MSM은 알레르기를 완화하는 효능이 있고, 간질성 방광염의 통증과 발병 빈도를 줄인다. 또한 강력한 항산화제인 글루타치온 생성 능력으로 면역력을 높이고, 탈모 방지에도 효과가 있다.

만성피로를 날려주는 3종 세트

❶ 맥주효모: 비타민B군 풍부, 셀레늄이 간 기능 개선

❷ 레몬즙: 허혈성 뇌졸중 억제, 풍부한 유기산이 에너지대사 촉진

❸ 양파: 퀘르세틴은 항히스타민 효과, MSM은 항염증 효과

❹ 맥주효모+레몬즙+양파: 만성피로 탈출!

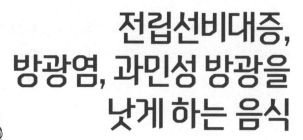

전립선비대증,
방광염, 과민성 방광을
낫게 하는 음식

대변은 질병이 없으면 많게는 하루에 1~2번, 적게는 며칠에 한 번만 배출해도 크게 신경이 쓰이지 않는다. 또한 눈물이나 침은 온종일 조금씩 분비되어 나오는지조차 모르고, 위산이나 소화액은 인체 내부에서 분비되어 전혀 알 수가 없다. 하지만 소변은 건강한 사람도 2~3시간에 한 번은 봐야 하므로 제일 신경 쓰이는 기관이 방광이다.

배뇨 횟수가 비정상적으로 증가하는 원인

빈뇨는 배뇨 횟수가 비정상적으로 증가하는 증상으로 배뇨통을 동반한다. 빈뇨는 주로 세균 감염이 원인이다. 방광의 위치가 항문과 인접하여 세균의 번식이 용이하기 때문이다. 또한 성적인 접촉도 세균 감염의 위험성을 높인다. 이렇게 요로계에 감염이 발생하면 방광을 자극하여 잦은 배뇨를 유발한다.

빈뇨는 세균 감염 없이도 발생한다. 남성의 경우는 전립선비대증이 가장 큰 원인이고, 남녀 공통으로 스트레스가 빈뇨를 유발한다.

Tip 잦은 배뇨를 유발하는 스트레스

스트레스와 긴장은 자율신경계의 이상을 일으켜 교감신경이 과흥분되고 방광을 자극한다. 일반적으로 배뇨는 허리 아래의 천추신경에 의해 조절된다. 소변을 보는 일은 자율신경의 영역이어서 대뇌에 일일이 보고하지 않고 로컬에서 처리한다. 그런데 스트레스가 심해지고 교감신경이 과흥분하면 이 일이 대뇌까지 전달되어 과민해져서, 방광에 소변이 조금밖에 차지 않았는데도 화장실에 가야 할 것 같고 참기가 힘들어진다.

과민성 방광

'신경인성 방광'이란 질병이 있다. 이것은 과민성 방광의 진짜 신경(천추의 부교감신경)이 고장 나거나 혹은 알츠하이머치매나 파킨슨병에 의해 방광을 조절하는 뇌 기능이 망가져서 발생하는 질병이다. 이런 경우에는 신경 치료가 필요하다. 그러나 자율신경의 문제는 물리적인 신경 손상과는 다른 스트레스, 긴장과 관련된 조절의 문제여서 우선 교감신경의 과흥분을 차단해야 한다. 결국 살면서 너무 흥분하고, 화내고, 짜증 내고, 과로하는 것이 과민성 방광의 주요 원인이다.

교감신경이 과흥분하면 신경이 많은 곳이 모두 과열되어 과전류가 흐르고 오작동을 일으킨다. 특히 신경이 가장 많은 뇌신경과 심장에서부터 이상이 생긴다. 뇌신경이 과흥분하여 불면증이 오고, 심장에 이상이 생겼으니 심장이 두근거리고, 뚝 떨어지는 느낌이 들고, 가슴의 압박감이나 통증이 심해진다. 병원에서 MRI와 CT를 찍어보고 24시간 심장 검사도 해보지만 의사는 별다른 이상이 없다고 진단한다. 신경이 과흥분되어 있을 뿐 뇌와 심장의 구조에는 이상이 없기 때문이다.

콜린이 많이 들어있는 음식은 자제한다

뇌와 심장 다음으로 신경이 많은 곳이 생식기다. 쾌락을 맛보려면 예민하고 신경이 많아야 하기 때문이다. 그래서 생식기 옆집인 방광과 요도 신경의 과민 증상이 나타나기 쉽다. 병원에서는 과민성 방광을 치료하기 위해 항콜린제를 사용한다. 그러나 항콜린제는 효과는 좋은데 심각한 변비나 입마름 같은 부작용이 생길 수 있다.

Tip 콜린의 작용을 억제하면 방광의 수축을 방지할 수 있다

콜린은 아세틸콜린의 전구물질이다. 아세틸콜린은 신경전달물질로서 부교감신경을 자극하는 호르몬이다. 아세틸콜린이 풍부하면 위장, 소장, 대장뿐만 아니라 방광의 운동도 증가한다. 그래서 콜린의 작용을 억제하는 항콜린제를 쓰면 위장, 소장, 대장, 방광의 운동이 감소하면서 심각한 요의(오줌이 마려운 느낌)가 줄어든다.

여기서 한 가지 아이디어가 떠오른다. '콜린이 부교감신경을 자극하여 방광 운동을 증가시킨다면 콜린이 많이 든 음식은 피해야겠구나!' 콜린을 풍부하게 함유한 식품은 콩, 깨, 효모, 보리, 브로콜리, 파프리카, 양배추, 달걀 등이 있다. 고등어, 참치, 연어 같은 등푸른생선에도 콜린이 많이 들어있다. 등푸른생선에는 아이들의 두뇌 발달에 중요한 DHA와 콜린이 듬뿍 들어있다. 그런데 콜린은 기억력 감퇴와 치매를 예방하는 중요한 영양소이기도 해서 방광을 치료하기 위해 콜린이 많이 든 음식을 피하다가 자칫 잘못하면 치매에 걸릴 수도 있다. 이렇게 질병을 치료하고 건강하게 살기가 참 힘들다. 마치 낡은 수도관의 한 부분을 수리하고 나면 다른 곳이 터지는 꼴이다. 과민성 방광과 빈뇨로 고생한다면 콜린이 많이 든 음식은 자제하고 적당량만 섭취하기를 권한다.

물과 카페인은 어느 정도 섭취해야 할까?

물을 많이 마시면 당연히 소변이 자주 마려우므로 과민성 방광이 있을 때는 물을 적게 먹으라고 한다. 하지만 물을 적게 마시면 소변이 농축되어 방광을 더 자극하고 요의가 증가한다. 물은 얼마나 마셔야 할까? 일반적으로 물은 하루에 1~1.5리터 정도를 마시는 것이 가장 좋다.

과민성 방광과 빈뇨에 대해 이야기할 때 빠지지 않는 것이 카페인 섭취 문제다. 커피를 자주 마시다 보니 "커피를 마시면 방광을 자극한다는데 그 말이 맞나요?"라고 물어보는 사람들이 많다. 카페인은 방광을 자극하여 소변을 더 자주 보게 하고, 카페인이 든 음식들이 대부분 이뇨 작용이 강해서 빈뇨가 더 심해질 수 있다. 2012년 미국 비뇨기과 공식학회지 〈The Journal of Urology〉에 발표된 '카페인 섭취와 과민성 방광 증상 간의 연관성 연구' 결과에 따르면, 실험 쥐에 카페인을 투여할 경우 총 배뇨 횟수가 투여 전 평균 11.1회이던 것이 카페인 과량 투여 후에 19.3회로 증가했다고 한다. 또한 방광 감각신경의 활성도가 평균 7.2배 증가하는 것으로 나타났다. 그래서 과민성 방광 환자는 커피, 차, 녹차, 에너지드링크 등 카페인이 함유된 음료와 초콜릿의 섭취를 제한할 필요가 있다.

가바가 풍부한 음식을 많이 먹는다

앞에서 과민성 방광을 치료하기 위해 콜린의 섭취를 제한하라고 했다. 이와 함께 교감신경의 과흥분을 억제하는 영양분도 효과가 있다. 그 대표적인 영양분이 가바다. 가바는 중추신경계에 존재하는 대표적인 억제성 신경전달물질이다.

가바의 효능

- 신경 흥분을 억제한다.
- 콜레스테롤 수치를 낮춰주고, 당뇨병 및 성인병을 예방하고, 기억력 향상에 도움을 준다.
- 성장호르몬 분비를 촉진한다. 성장호르몬은 40대 이후에 급격하게 줄어들어서 지방세포가 증가하고 근육이 소실된다. 가바가 활성화되면 성장호르몬 분비를 촉진해서 골다공증, 복부비만, 근육량 감소와 심혈관질환을 예방한다.
- 알코올 대사를 촉진한다. 술을 많이 마시는 사람은 빈뇨 증상이 흔하다. 알코올이 염증반응을 촉진하고, 과도한 이뇨 작용으로 방광을 손상시키기 때문이다. 과민성 방광으로 고생하는 사람은 술을 멀리해야 한다.

가바는 원래 발효식품에서 많이 발견되는 성분이다. 가바 함유량이 많은 음식 중에 김치가 있는데, 김치 속의 유산균인 락토바실러스균이 발효될 때 가바가 생성된다. 특히 김치는 가바 성분의 농축률이 높다. 김치 외에도 된장, 양배추절임, 요구르트 등의 발효식품에 가바가 많이 들어있으니 즐겨 먹자. 녹차를 발효시킨 보이차도 가바가 많은 식품이다. 보이차에는 가바 생리활성물질이 풍부하여 자주 마시면 체내의 가바 수치가 안정적으로 유지된다.

가바의 합성을 촉진해주는 성분이 클루타민산이다. 글루타민산이 풍부한 음식 즉 아몬드, 감자, 바나나 등을 많이 섭취하면 가바 수치를 높일 수 있다.

요가나 명상을 꾸준히 해도 가바 수치가 올라간다. 가바의 합성을 방해하는 스테로이드호르몬인 코티솔과 교감신경을 흥분시키는 노르에피네프린의 수치가 감소하기 때문이다. 요가를 꾸준히 하면 가바 수치가 최고 27% 상승한다는 보고가 있다. 필자는 기마자세 명상을 추천한다. 하루 20~30분 정도 하면 6개월 후에 큰 효과를 볼 수 있다.

방광의 힘을 키우는 데 좋은 약재와 운동

과민성 방광의 또 다른 주요 원인으로 방광 기능의 저하를 들 수 있다. 말 그대로 방광의 힘이 약해진 것이다. 만성적인 기저질환이 있거나, 나이가 많거나, 전립선이나 방광 혹은 생식기 질환을 오래 앓으면 방광 자체의 기능이 약해져서 방광이 소변을 오래 간직하지 못한다. 이런 경우에 한방에서는 방광 기능을 강화하기 위해 간장과 신장을 보해주는 약재를 사용한다. 인삼, 구기자, 산수유 등 정력을 보강하는 약재들이 효과가 있다. 또한 식물성 여성호르몬으로 작용하는 콩이나 갈근(칡)도 권한다.

방광의 힘을 키우려면 운동을 해야 한다. 골반 주변 근육이 약해지면 방광괄약근도 함께 약해지고, 당연히 주변 신경도 약해져서 과민해지고 잔뇨 증상이 발생한다. 방광을 강화하는 운동으로는 스쿼트가 좋다. 골반 주위 코어근육을 강화하는 데 스쿼트보다 좋은 운동은 없는 것 같다. 대개 연세가 많은 방광질환자들은 무릎이나 허리가 건강하지 않아서 쪼그려앉기를 아예 못 한다. 이런 경우에는 방광질환 치료가 안 된다. 그만큼 골반 주위 코어근육의 힘이 중요하다.

과민성 방광과 빈뇨의 치료

❶ 콜린이 풍부한 음식을 줄인다

❷ 가바가 많이 함유된 음식을 먹는다

❸ 요가와 명상으로 편안한 마음을 유지한다

❹ 운동으로 코어근육을 단련한다

매일 아침 공복에
갈릭워터를 마시면?

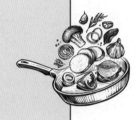

환절기에는 감기, 독감 환자가 급증한다. 감기는 바이러스가 호흡기에 감염되어 생기는 질환이다. 하지만 바이러스가 몸에 들어왔다고 해서 모든 사람이 감기에 걸리는 것은 아니다. 그 이유는 면역력의 차이 때문이다. 면역력이 강한 사람은 몸에 바이러스가 들어와도 차단하고 파괴하지만, 면역력이 약한 사람은 바이러스가 자유롭게 드나드는 자동문이 되어버린다.

면역의 두 가지 작용

코로나19, 감기, 독감, 장염, 대상포진은 모두 감염성 질환이다. 이 질환들은 잘 낫지 않고 재발한다. 확실한 약이 없어 증상만 치료할 뿐이다. 그래서 평소 면역력을 높여 예방해야 한다. 감염질환이 아닌 심장병, 고혈압, 당뇨병, 암도 면역력과 관련이 있다. 면역력이란 백혈구가 우리 몸을 지키는 작용이다. 백혈구가 하는 일은 크게 두 가지다. 1) 외부에서 침입한 적을 방어하고 파괴하는 것. 2) 우리 몸 내부에서 일어나는 반란군을 제압하는 것이다. 백혈구는 우리 몸속에 생기는 각종 노폐물을 제거하고, 돌연변이가 생겨서 멀쩡한 세포가 암세포가 되는 것을 막아주는 역할을 한다. 이 2가지가 모두 작용해야 면역력이 높아진다.

마늘의 효능

면역력을 한꺼번에 높여주는 음식이 마늘이다. 마늘의 여러 가지 효능을 알아보자.

마늘의 알리인 등의 성분이 항세균 작용을 한다

마늘에 들어있는 알리인, 알리신, 스코르진 성분은 항세균 화합물로서, 페니실린보다 더 강력한 항생물질이다. 마늘추출물의 농도를 자그마치 12만 배로 묽게 희석해도 결핵균, 디프테리아균, 이질균, 임질균,

헬리코박터균 등에 효과가 있다. 또한 항바이러스 작용도 강해서 감기, 독감 바이러스의 힘을 약화시키고 파괴한다고 알려져 있다. 또한 혀, 생식기에 칸디다 감염이 있을 때도 마늘을 복용하면 효과가 있다. 회, 조개류, 육회 등은 꼭 마늘과 함께 먹기를 권한다. 혹시 모를 세균, 바이러스, 기생충 감염과 장염을 예방할 수 있다.

에너지를 생성하여 체력을 증진한다

마늘 성분 중 알리신이 항균효과 외에도 체력을 높이는 데 도움이 된다. 알리신은 비타민B와 결합하면 알리티아민으로 변한다. 우리가 섭취한 비타민B1은 대부분 장에서 분해되어 사라지지만, 알리티아민은 비타민B1이 장에서 분해되는 것을 막고 체내 흡수율을 높여 비타민B1의 효능을 극대화한다.

또한 마늘에는 아연이 풍부하게 들어있다. 마늘 100g에 약 0.89mg이 포함되어 있는데, 아연은 면역력을 높이고 세포분열에 관여하는 중요한 영양소다. 만성피로에 시달려서 비타민B1, 아연 같은 영양제를 복용하지만 효과를 보지 못하는 사람은 마늘과 함께 복용하기를 권한다.

비타민B1은 정신건강에도 도움을 준다. 비타민B1의 진정효과는 신경세포에 직접 전달되므로 뇌신경이 흥분해 있을 때는 진정시키고, 우울할 때는 자극과 영양을 준다. 마늘이 스트레스 같은 외부의 자극을 완화하고 활력을 높여주는 것이다. 그래서 스트레스를 받을 때 마늘을 먹는 사람들이 있다. 마늘의 알리신과 비타민B1이 함께 만나면 마음이 편해지기 때문이다.

혈전 생성을 억제하여 심장병을 예방한다

마늘에 들어있는 아데노신 성분이 혈전응고촉진 단백질인 피브린의 작용을 방해하여 혈전이 생기는 것을 막아준다. 혈전은 심장마비, 동맥경화, 뇌졸중의 원인이다. 마늘은 피가 막힘없이 골고루 잘 흐르게 하므로 심장병이 있거나 혈액순환이 약한 사람은 마늘을 꼭 챙겨 먹기를 권한다.

앞에서 언급한 알리신과 비타민B1도 심장병 예방에 뛰어나다. 혈액순환을 도와서 심장근육의 수축과 확장을 원활하게 해주고 혈압을 내려준다. 심장마비의 가능성을 50% 이상 낮춰준다는 연구 보고도 있다. 또한 콜레스테롤 수치를 낮춰 동맥경화증을 예방한다. 매일 마늘을 복용하면 아스피린보다 훨씬 효과가 좋다. 그러나 마늘을 먹고 출혈이 생길 수 있으므로 수술 전이나 출혈 질환이 있는 사람은 삼가야 한다. 이 밖에도 마늘은 당뇨병에 효과가 있다. 인슐린 저항성을 낮춰주기 때문이다.

마늘에 함유된 성분이 암세포 성장을 억제한다

마늘에 함유된 파이토케미컬인 알리신, 알리움 성분이 항암 작용을 한다. 파이토케미컬은 발암물질을 해독하고, 암세포의 생성과 발달을 억제하며, 암세포의 자살을 유도한다. 미국 국립암연구소와 중국 상하이암연구소의 연구 발표에 따르면 마늘과 양파를 즐겨 먹는 사람은 전립선암 발병률이 50~70% 낮았다고 한다. 또 미국 대학의 한 연구에서는 하루에 마늘 반쪽을 지속해서 섭취했을 때 위암 발생 위험도가 50%, 대장암 발생 위험도가 30% 감소하는 것으로 보고했다.

마늘은 생으로 섭취할 때 효과가 가장 좋다. 하지만 특유의 매운맛 때문에 위궤양이나 속쓰림이 있는 사람은 증상이 악화할 수 있으므로 마늘을 살짝 익혀서 먹거나 발효시킨 흑마늘을 먹자.

환절기 감기와 독감에 훌륭한 방패막은 마늘 물(갈릭워터)이다. 마늘 물을 만드는 방법은 아주 간단하다. 200cc 정도의 미지근한 물 한 컵에 마늘 1~2쪽을 넣고 약 10분 숙성한 다음에 마시면 된다. 마늘은 슬라이스 내거나 찧어서 넣으면 되고, 마늘 냄새가 싫다면 레몬즙 한 스푼 또는 꿀 한 스푼을 첨가한다. 그래도 냄새가 싫고 맵다고 느낀다면 살짝 끓여서 마신다.

매일 아침 공복에 마늘 물을 한 잔씩 마시면 감기와 독감, 심장병, 뇌졸중, 중풍 없이 건강한 삶을 살 수 있다.

매일 아침 공복에 마늘 물을 마시면 감기와 심장병이 사라진다

❶ 면역의 두 가지 작용: 외부 침입자를 파괴, 내부 돌연변이를 차단

❷ 항균 작용: 알리인, 알리신, 스코르진 성분이 항세균 작용을 한다

❸ 체력 증진: 알리신이 비타민B와 결합하여 알리티아민으로 변하고 에너지 생성

❹ 심장병 예방: 아데노신 성분이 피브린의 작용을 방해하여 혈전 생성 억제

❺ 항암 작용: 마늘에 함유된 파이토케미컬이 발암물질 해독, 암세포 성장 억제

❻ 매일 마늘 물(갈릭워터)을 만들어 마시면 감기와 독감, 심장병, 뇌졸중, 중풍은 굿바이~

결명자는 눈에만 좋을까?

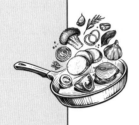

결명자는 콩과에 속하는 일년초다. 활모양으로 굽어진 깍지 속에 종자가 일렬로 줄을 서서 자리 잡고 있다. 눈이 밝아진다고 해서 '결명자'라고 이름 지어졌고, 광택이 있는 것이 좋다. 결명자 종자를 볶으면 고소한 향이 나는데 그 결명자 볶은 것을 물과 함께 끓여서 차로 마신다. 깨끗하게 씻어서 볶은 결명자 20g 정도를 물 6컵 (1,000cc)에 넣어 중불에서 끓이면 결명자차가 되고, 볶은 결명자를 구입하여 먹어도 좋다.

결명자의 주요성분과 놀라운 효능

결명자에 포함된 주요성분은 안트라퀴논 유도체와 그 배당체, 나프타히드론 유도체와 그 배당체, 시토스테롤, 올레인산, 리놀산 등의 지방산이다. 그중에서 안트라퀴논 유도체는 혈압 저하와 완화제 효과가 있고, 위가 약한 것을 개선하는 데 도움이 된다. 안트라퀴논 유도체 중에 많이 알려진 것이 에모딘 성분이다. 결명자뿐만 아니라 한약재인 대황 및 호장근, 알로에 등에 많이 함유된 성분이다. 중국의 연구 보고에 따르면 에모딘 성분이 대장암세포의 세포 성장을 억제하고, 세포자멸을 유도한다. 에모딘이 세포자멸에 필수적인 자가소화작용 즉 오토파지를 촉진하기 때문이다.

눈 건강에 효과가 있다

에모딘이 풍부한 결명자는 눈이 피로하거나 충혈되었을 때 차로 마시면 좋다. 결명자차를 통해 섭취한 베타카로틴이 우리 몸속에서 비타민A로 전환되어 시력에 필수적인 역할을 한다. 그래서 결명자차를 복용하면 안구건조증, 황반변성, 야맹증, 각막연화증, 시력 저하 등 전반적인 안구질환에 도움이 된다.

다이어트, 고혈압 예방 효과

탄산음료를 비롯한 각종 고칼로리 음료 대신에 결명자차를 마시면 비만 해소에 도움이 된다. 결명자는 강력한 이뇨 작용을 하면서도 칼로리가 거의 없어서 콜레스테롤 수치를 낮춰주고, 대소변을 원활하게 볼 수 있게 도움을 주어 다이어트에 적격이다.

또한 결명자의 루브로프사린, 오브투신 성분이 혈압을 낮춰주는 작용을 한다. 그래서 혈액순환을 돕고, 각종 성인병 예방에도 효과가 있다.

강력한 이뇨 효과가 있어서 부종 개선

결명자차는 강력한 이뇨 효과가 있어서 부종을 개선한다. 결명자와 옥수수수염을 함께 끓여 차로 마시면 더욱 효과가 있다. 물에 옥수수수염과 결명자를 넣고 20분 정도 중불에서 끓이면 된다. 옥수수수염과 결명자의 맛 궁합이 좋고, 옥수수수염에 들어있는 항산화 성분인 메이신Maysin이 결명자와 함께 몸속 노폐물을 제거하고 부종을 방지한다.

안면홍조 개선

갱년기 증상 중에 가장 힘든 것이 안면홍조다. 수시로 열이 오르면 참기 힘들다. 결명자차는 여성 갱년기 장애와 각종 부인병에 효과가 있다. 특히 폐경이 가까운 40~50대 여성에게 결명자차를 권한다. 결명자의 찬 성질이 몸의 열을 식혀주기 때문이다.

《동의보감》에는 '결명자는 성질이 평하고 약간 차다. 결명자는 간열을 내려주기 때문에 간병이 있는 사람의 열을 없애고 간의 독을 치료한다'라고 기록되어 있다. 동의보감에서는 약재의 효능을 설명할 때 '간열을 내리고 치료한다'라고 되어있으면 이것은 실제로 간에 염증이 있다는 말이 아니다. 대부분 스트레스로 인한 자율신경의 이상을 말한다. 주로 교감신경이 과흥분되어 신경이 과민해져 있다는 의미다. 열이 오르고, 심장이 두근거리고, 두통이 생기고, 입이 마르고, 잠을 못 자는 증상들이 간열의 증상에 속한다. 그래서 결명자차는 몸에 열이 많거나, 안면홍조, 감정홍조처럼 상열감이 심하거나, 두통이 있거나, 더위를 많이 타는 사람에게 최고의 차로 손색이 없다.

구내염 예방

구내염이 별것 아닌 것 같지만 막상 당해 보면 아주 힘들다. 결명자에는 강력한 항균, 항염증 작용이 있어서 구내염으로 고생하는 사람에게 결명자차를 권한다. 결명자를 진하게 끓여서 하루에 3~4회 정도 입에 머금고 있으면 된다. 물 3컵에 결명자 10g 정도를 넣고 껍질이 터지고 속이 나올 때까지 끓여서 마신다. 입을 소독하는 가글과 병행하면 더욱 효과가 있다. 구내염으로 구취가 있거나 입이 건조하고 마를 때도 결명자차가 도움이 된다. 염증뿐만 아니라 열기를 내려주고 수분 손실을 막아준다.

변비 개선

결명자에 함유된 안트라퀴논 유도체 즉 에모딘이 장의 연동운동을 촉진하여 변비 개선에 도움을 준다. 변비약을 먹을 때 결명자차와 함께 복용하면 효과가 더욱 좋다.

변비는 음식 섭취와 관련이 깊다. 무엇을 먹느냐가 변비 형성에 큰 영향을 미친다. 그래서 변비가 있을 때는 평소보다 조금 더 많이 먹고, 육식하는 것이 도움이 된다. 단백질 덩어리가 무거워서 변을 잘 밀어내기 때문이다. 또한 변비가 있을 때 식이섬유를 풍부하게 섭취하는 것은 기본 중의 기본이다. 과일, 야채와 함께 결명자차를 마시고, 변비가 심할 때는 다시마환이나 차전자피 같은 식이섬유 제품과 함께 결명자차를 마셔보자.

염증 제거

구내염을 포함하여 위염, 장염 혹은 감기나 독감 같은 감염질환이 있을 때 결명자차가 염증을 제거해준다. 결명자의 찬 성질이 염증을 제거하는 것인데, 고열이 있을 때보다 미열이 있을 때 더 효과적이다. 감기 뒤끝에 미열이 가시지 않을 때, 위염이 있어서 속이 쓰리고 아플 때, 특히 위장병을 치료하기 위해 생강차를 먹고 싶은데 속이 쓰리고 아파서 못 먹는 사람에게 결명자차를 권한다. 결명자에 생강, 대추를 함께 끓여 마시면 염증과 혈액순환을 동시에 잡을 수 있다.

숙취 해소

결명자차는 간열을 내려주기 때문에 숙취 해소에 도움이 된다. 결명자와 인진쑥, 생강, 대추를 함께 끓여 차로 마시면 숙취 해소차로 그만이다. 동아대학교 권희영 교수팀의 연구에 따르면, 결명자 추출물이 과도한 음주로 인한 뇌 손상을 회복시켜 기억력 손상을 방지하고, 해마 절편에서 음주로 감소된 뇌신경의 시냅스 후전위를 회복한다고 한다. 물론 최고의 숙취 해소는 과음을 자제하는 것이다.

결명자는 부작용이 거의 없는 안전한 식품이다. 하지만 물 대신 결명자차만 많이 마시는 것은 권장하지 않는다. 이뇨 작용이 강하여 탈수증상을 유발하고, 묽은 변이나 설사가 나올 수 있으며, 성질이 차서 몸이 냉한 사람은 냉증이 더 심해질 수도 있기 때문이다. 위와 장이 약하거나 몸이 냉한 사람은 결명자차에 따뜻한 성질을 가진 생강과 대추를 조금 넣어서 함께 달여 먹으면 부작용을 줄일 수 있다.

물 대신 마시는 결명자차의 효능

❶ 눈 건강에 효과: 안구건조증, 황반변성, 야맹증, 시력 저하 등

❷ 다이어트, 고혈압 예방 효과

❸ 강력한 이뇨효과가 있어서 부종 개선: 결명자+옥수수수염

❹ 안면홍조 개선

❺ 구내염 예방, 변비 개선

❻ 염증 제거: 결명자+생강+대추

❼ 숙취 해소

❽ 몸이 냉한 사람은 삼가야 한다

위장병 치료에
으뜸인 생강

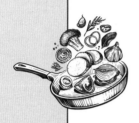

극강의 호불호가 있는 식품 중의 하나가 생강
이다. 생김새가 못났지만 식재료나 약용으로 쓰
임이 많다. 14세기 런던에 페스트가 대유행하여
런던 시민의 30%가 사망했지만 생강을 많이 먹
은 사람은 죽지 않았다고 한다. 이 사실이 밝혀
지면서 영국의 왕이었던 헨리 8세가 런던시장에
게 명령해서 그 유명한 생강빵(진저브레드)을 만들
어 시민들에게 보급했다는 유명한 일화가 있다.
특히 생강은 위장병 치료에 탁월한 효능이 있다.

위축성위염은 가역성 변화, 장상피화생은 비가역성 변화

건강검진을 받을 때 빼놓지 않고 하는 것이 위내시경이다. 위내시경을 하면 위장의 염증 상태와 위암 여부 등을 알 수 있다. 위장병 때문에 위내시경을 하고 온 사람들은 필자에게 다음과 같이 말한다.

"표재성위염이 있다고 합니다."

"위궤양이 있었는지 흔적이 남아있다고 하네요."

"위장벽이 얇아졌대요."

"위암 전 단계라고 합니다."

용어를 하나하나 살펴보자. '표재성위염'은 위장의 표면에 염증이 있는 것이고, '위궤양'은 위장 점막보다 더 깊이 염증이 있는 것이다. 표재성은 상처가 얕고, 궤양은 상처가 깊은 것으로 이해하면 쉽다. 또 '위장벽이 얇아졌다'는 것은 위축성위염을 말한다. 위장의 염증이 많이 진행되고 위장의 혈액순환이 나빠지면 위장벽의 세포 재생이 잘되지 않는다. 그래서 위장벽이 얇아진다. 위장벽이 얇아지면 위장의 힘이 약해지고, 위산도 적게 나오고, 심지어 위벽을 보호하는 점액의 분비도 감소한다. 그래서 위축성위염이 있으면 소화가 잘되지 않고, 속이 쓰리고, 트림을 자주 한다.

그리고 '위암 전 단계'라고 하는 것은 장상피화생을 말한다. 위장에는 위장 고유의 세포들이 있다. 이 세포들 사이에 대장 세포가 자라는 것을 장상피화생이라고 한다. 혹처럼 위장 표면에 울룩불룩 자라는 것이 보이는데, 이렇게 혹처럼 올라온 부분에 암이 잘 생기기 때문에 위험한 질환이 장상피화생이다.

위축성위염과 장상피화생의 구분

위축성위염과 장상피화생의 구분은 가역성 변화인지 비가역성 변화인지가 중요하다. 만성위염과 위축성위염은 가역성 변화여서 치료가 잘되면 정상으로 돌아갈 수 있다. 그러나 장상피화생은 비가역성 변화라서 한번 발생하면 다시 정상으로 돌아가기는 힘들고 더 이상 나빠지지 않게 적절한 치료를 할 수 있을 뿐이다. 그렇다고 방치해버리면 장상피화생의 영역이 더 넓어져서 위암으로 발전할 가능성이 커진다.

위장은 용광로

위장은 혈액순환이 중요하다. 우리가 먹은 음식을 죽처럼 만들기 위해 위장 근육이 엄청난 힘을 써야 한다. 또한 위산을 계속 분비해야 하므로 에너지가 많이 필요하다. 그래서 용광로처럼 늘 열기가 넘쳐야 하는 것이 위장이다.

소화가 잘되는 사람들은 무엇을 먹어도 부담이 없다. 음식을 먹고 돌아서면 배고프고, 금방 먹고 또 배고프다고 한다. 음식이 들어오는 족족 소화해서 소장으로 내려보내기 때문이다. 이렇게 많은 에너지를 충당하기 위해 필요한 것이 충분한 혈액순환이다. 위장의 혈액순환을 살려주는 최고의 식품이 바로 생강이다.

생강을 꺼리는 사람은 "생강을 먹으면 속이 쓰려!"라고 말한다. 생강이 맵고 자극적이기 때문에 위염이 심하거나 위축성위염으로 위장벽이 얇아져 있을 때는 속쓰림이 나타날 수 있다. 위염이 심하고 위장벽이 얇아져 있을 때는 위장벽을 보호하는 점액의 분비도 감소한다. 하지만 생강을 복용하면 점액의 분비가 증가하므로 오히려 속쓰림이 감소하는 경우가 더 많다. 그래서 위장병을 치료하기 위해서는 반드시 생강을 먹어야 한다. 그 대신 속쓰림이 심하거나 복통이 있을 때는 생강을 소량 복용하거나, 생강을 대추나 결명자와 함께 먹거나, 생강에 꿀을 조금 타서 먹으면 된다.

Tip 위장이 약한 사람들이 트림을 자주 하는 이유

위장이 약해지면 음식을 주물러서 죽을 만들기가 힘들기 때문에 명치와 가슴이 답답해진다. 이런 경우에 "위장에 돌이 들어있다"라고 표현하는 사람도 있다. 이런 답답함을 해소하기 위해 트림이 나오는데, 위장을 한번 뒤집어서 트림으로 해소하는 뇌의 자구노력이다. 공기를 꿀꺽 삼켜서 다시 내뱉을 때 위장을 한번 뒤집어주는 것이다. 트림이 심할 때, 구역감이 있을 때, 기침이 심할 때 생강을 복용하면 좋다. 위장관의 혈액순환이 좋아지므로 뒤집을 필요가 없어진다.

담적병은 비정상적 체액이 모이고 딱딱해진 것

생강은 한약 처방에서 주로 양기를 돋우고 오장육부의 차가운 기운을 제거하는 데 사용한다. 특히 소화를 촉진하는 용도로 많이 쓰인다. 또한 몸속에 남아있는 노폐물인 담음을 제거하고 위와 장의 팽만감을 제거하는 데 탁월한 효과가 있다.

위장병이 있는 사람들은 자신의 병을 '담적'이라고 부르곤 한다. "소화가 안 되는데 혹시 내 병이 담적입니까?"라고 물어보는 환자들이 꽤

많다. 사실 '담적병'이라는 질병은 없다. 담적은 병이 아니라 병이 생기고 나서 발생하는 결과물 같은 것이다. '담(痰)'은 비정상 체액을 말한다. 기침하면 나오는 가래, 눈에 끼는 눈곱, 염증이 생기면 발생하는 고름이나 진물 같은 것을 '담'이라고 한다. 당연히 위염이 있으면 담이 생긴다. 또 '적(積)'이란 것은 뭔가 단단하게 뭉친 조직을 말한다. 위염이 생기고 위장의 힘이 약해지면 위가 단단하게 만져진다. 그래서 '적'이라고 한다. 피부에 생긴 혹, 자궁근종, 암도 '적'이다. 그래서 어딘가 염증이 생겨서 비정상 체액이 생기고 단단하게 뭉쳐진 것을 '담적병'이라고 한다. 꼭 위장에만 생기는 것도 아니고, 위장병을 치료하면 저절로 없어지는 것이기도 하다.

생강의 성분과 효능

생강에는 비타민과 미네랄, 단백질, 지방, 섬유질 외에도 식물성 화학성분인 파이토케미컬이 풍부하다.

생강에는 파이토케미컬이 풍부하다

식물은 자외선이나 유해곤충, 독이 있는 동물, 대기오염과 같은 각종 유독물질에 항상 노출되기 때문에 그것을 방어하기 위해 스스로 강력한 해독물질인 파이토케미컬을 만들어내는데 그것을 인간이 약으로 이용한다. 토마토와 딸기의 붉은색 색소, 오렌지의 주황색 색소, 브로콜리의 녹색 색소, 마늘이나 양파의 냄새 성분, 인삼의 진세노사이드,

강황의 커큐민, 녹차의 카테킨이 모두 파이토케미컬에 속한다. 이 파이토케미컬이 인간의 체내에서 식물에서와 비슷하게 자신을 보호하는 작용을 한다. 그래서 우리가 싱싱한 야채나 과일을 먹으면 파이토케미컬의 항산화 작용, 항염증 작용, 해독작용 등의 효과로 병을 치유하고 건강해질 수 있는 것이다. 생강도 이러한 파이토케미컬의 작용이 아주 강하다.

생강의 대표 성분은 진저롤, 쇼가올이다

생강의 대표적 효능은 전신의 혈관을 확장하고 혈액순환을 돕는 것이다. 특히 위장 내벽의 혈액순환을 도와주므로 위장의 활동을 촉진하고 위장세포의 재생을 돕는다. 생강에는 '징기베인'이라는 강력한 단백질 분해효소가 있어서 고기를 부드럽게 만드는 연화작용을 한다. 그래서 육류 소화에 도움을 준다.

생강의 대표적 성분으로는 진저롤과 쇼가올을 들 수 있다. 진저롤과 쇼가올 성분은 생강의 매운맛을 내는 성분이다. 그래서 소화기의 운동 능력을 향상해주고, 메스꺼움과 구토를 예방하는 효과가 있다. 멀미나 구역감, 이유 없는 메슥거림, 항암제 부작용으로 인한 메스꺼움 그리고 임산부의 입덧을 치료하는 데도 효과가 있다.

생강의 다양한 효능

- 생강은 담즙의 분비를 촉진하여 콜레스테롤 수치를 낮춘다.
- 항궤양 작용이 있어서 위궤양의 치료에 도움을 준다.
- 강력한 항균, 항바이러스 작용을 한다. 헬리코박터균을 포함해서

식중독이나 폐렴균, 감기와 독감 바이러스에 저항하는 면역력을 길러준다. 그래서 스시나 회를 먹을 때 생강을 함께 먹으면 식중독을 예방할 수 있다. 감기와 독감 예방에 제일 좋은 차도 생강차다.

이 외에도 생강은 생식기능을 강화하고, 항산화제의 기능도 강하며, 강심작용, 해열작용, 진통 소염작용도 있으므로 거의 만병통치약 수준이다. 생강이 이렇게 다양하고 강력한 효과가 있는 이유는 바로 혈액순환을 개선하기 때문이다. 이것은 특별한 한 가지 성분에 의한 작용이 아니라 생강에 포함된 약 400가지 성분의 유기적 상호작용의 결과다. 생강은 혈액순환을 개선하고, 면역력을 높이고, 영양의 공급과 노폐물의 제거를 원활하게 해준다.

생강 복용법

생강의 효능을 더욱 높이는 방법은 대추와 함께 복용하는 것이다. 대추의 해독작용이 생강의 매운 독성을 완화하는 효과가 있고, 신경을 안정시키는 작용이 있어서 자율신경의 이상으로 인해 긴장된 위장을 편하게 해준다. 그래서 생강과 대추를 함께 먹으면 만성위염과 위축성위염, 장상피화생으로 나빠진 위장의 혈액순환을 도와 건강한 위장 세포의 재생을 촉진할 수 있다.

또한 위장의 염증반응을 차단하기 위해 결명자나 알로에 같은 찬 성질의 음식과 함께 생강을 먹으면 만성위염과 위축성위염, 장상피화생의 치료와 예방에 더욱 좋은 효과가 나타난다. 다만, 생강은 기본적으로 매운 식품이기 때문에 속쓰림이 심하거나, 위십이지장 궤양이 있어서 복통이 심한 사람, 또 38~39도 이상의 고열이 있는 환자는 피하는 것이 좋다.

위장병 치료에 으뜸인 생강

❶ 위축성위염: 가역성 변화 / 장상피화생: 비가역성 변화

❷ 위장은 용광로: 많은 에너지와 혈액순환 필요

❸ 담적병: 비정상적 체액이 모이고 딱딱해진 것

❹ 생강은 위장의 혈액순환을 살리는 음식 중 최고

❺ 대추, 결명자와 함께 복용하면 효과 만점

다이어트와 우울증, 불면증에 효과 만점인 바나나

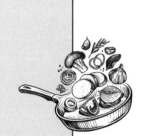

바나나는 다이어트에 좋다고 알려져 있다. 열량이 높지 않고 포만감을 주기 때문이다. 바나나는 몸속에 세포 밸런스가 깨지고, 혈관 관련 각종 질환에 노출되기 쉬운 중년층에게도 좋은 과일이다. 혈압이 높거나 혈관 건강에 문제가 있으면 몸 전체의 건강이 위협받을 수 있다. 이때 바나나에 들어있는 풍부한 칼륨 성분이 세포의 삼투압과 수분 평형 기능을 유지해준다. 또한 칼륨은 나트륨 배출을 원활하게 해주어 혈압을 조절하는 데 효과적이다.

바나나에는 칼륨이 풍부하여 고혈압, 다이어트에 좋다

성인 남녀를 대상으로 조사한 결과, 남성 10명 중 5명과 여성 10명 중 3명은 하루 권장 섭취량에 못 미치는 칼륨을 섭취하고 있는 것으로 밝혀졌다. 성인 남성의 경우에는 절반 정도가 칼륨이 부족하다는 이야기다. 바나나 한 개에 들어있는 칼륨 성분은 성인이 하루에 섭취해야 하는 칼륨 권장량의 15% 정도에 해당하므로 바나나를 섭취하는 것으로 쉽게 칼륨을 보충할 수 있다. 칼륨 성분은 가공식품에는 거의 포함되지 않기 때문에 가공식품 위주로 식사한다면 바나나를 꼭 챙겨 먹기를 권한다. 참고로, 가공식품에는 칼륨보다 나트륨 즉 소금이 많이 들어있다. 음식이 짜야 맛있고 잘 팔리기 때문이다.

트립토판이 우울증, 불면증을 개선한다

트립토판은 필수아미노산이다. 우리 몸에서 저절로 생성되는 성분이 아니기 때문에 식품으로 섭취해야 한다. 바나나에 들어있는 트립토판 성분은 우리 몸에서 세로토닌으로 전환되고, 이것이 멜라토닌으로 변하여 수면에 도움을 준다. 세로토닌은 행복감을 느끼게 하고, 멜라토닌은 잠을 잘 오게 한다. 우울증과 불면증이 있는 사람은 트립토판 성분이 풍부한 음식을 먹으면 좋은데, 트립토판은 바나나 외에도 닭고기, 달걀, 치즈, 신선한 견과류, 생선 등에 많이 들어있다. 식단을 구성할 때 참고하자.

바나나의 마그네슘 성분은 천연 진정제

바나나에 들어있는 마그네슘 성분은 정신적 흥분을 가라앉혀 감정 조절에 도움을 준다. 마그네슘은 우리 몸에 있는 근육의 수축과 이완에도 관여한다. 우리 몸에 꼭 필요한 필수 무기질 성분이므로 마그네슘이 부족하면 근육통이 생기거나 경련이 오기도 한다. 평소에 근육이나 눈이 파르르 자주 떨리는 사람은 마그네슘이 부족해서 그럴 가능성이 높다. 평소 근육과 눈 떨림이 잦은 사람은 바나나를 자주 챙겨 먹자. 짙은 녹색의 잎채소들에도 마그네슘이 풍부하다.

비타민B6가 단백질 소화에 도움을 준다

비타민B6는 단백질 합성·분해에 관여하는 성분이다. 몸속 단백질 대사에 필요한 영양소들을 제공하는 역할을 한다. 그래서 고기를 먹을 때 바나나를 같이 먹거나, 고기를 먹고 난 뒤에 바나나를 섭취하면 단백질 분해에 도움이 된다. 또한 비타민B6는 심혈관질환과 빈혈 예방에 도움이 된다고 알려져 있다.

바나나를 건강하게 먹는 방법

바나나는 익힘 정도에 따라 효능에 다소 차이가 있다.

초록색 바나나는 다이어트와 대장암 예방

초록빛이 도는 살짝 덜 익은 바나나는 저항성 전분이 풍부하게 들어 있어서 비만을 비롯해 당뇨와 대장암을 예방한다. 또 GI 지수가 낮아서 혈당이 빠르게 올라가는 것을 막아주고 천천히 증가시킨다. 다만, 초록색 바나나는 빈속에 먹지 않아야 한다. 소화에 방해가 될 뿐만 아니라 장이 예민하거나 과민성대장증후군을 앓고 있는 사람은 증상이 악화할 수 있으므로 주의해야 한다.

노란색 바나나는 항산화 성분과 식이섬유 증가

노란색 바나나는 초록색 바나나보다 맛이 더 좋다. 저항성 전분 함량은 초록색 바나나보다 적지만 당 함량이 더 높아서 달콤한 맛이 난다. 노란색 바나나는 저항성 전분 함량이 낮아서 소화는 잘되지만 포만감은 더 줄어든다. 그 대신 항산화 성분과 식이섬유의 양은 더 풍부해진다.

갈색 반점 바나나는 면역력 향상

'설탕 점' 혹은 '슈가 스팟'이라고 부르는 갈색 반점이 있는 바나나는 최고의 당도가 있는 상태다. 이때 맛이 가장 좋다. 비타민과 미네랄 함량은 줄어들고 당 함량이 늘어난다. 하지만 종양괴사인자 수치가 높아지기 때문에 면역력이 향상되는 효과가 있다. 면역력이 최대 8배까지 증가된다고 한다. 또한 갈색 반점이 있는 바나나는 항암 효과도 있다. 맛도 좋고 효능도 많은 일석다조를 누릴 수 있는 상태라고 할 수 있다.

완전 갈색 바나나는 식초로 만들어 섭취

껍질이 아예 갈색으로 변한 갈색 바나나는 대부분의 탄수화물이 당으로 변한 상태다. 식이섬유와 엽록소가 파괴되었지만 상한 것은 아니다. 그 대신 항산화 성분은 오히려 증가한다. 갈색 바나나는 식초로 만들어서 섭취하면 좋다.

아무리 몸에 좋은 음식도 과하면 오히려 좋지 않다. 바나나도 마찬가지다. 하루에 3개 이상은 먹지 않는 것이 바람직하다. 과도하게 섭취하면 당 섭취량이 증가해서 체중이 늘어난다. 또한 적정량의 바나나 섭취는 변비에 도움이 되지만 너무 많은 양을 먹게 되면 오히려 변비가 생기기도 한다. 가격이 저렴하면서 건강하고 맛있는 바나나의 효능을 제대로 누리기 위해서는 하루에 2~3개 정도만 적절하게 섭취할 것을 권한다.

바나나를 먹으면 다이어트에 좋고 우울증과 불면증이 사라진다

❶ 운동 전후 간식으로 좋다

❷ 칼륨 풍부: 세포의 삼투압과 수분 평형 유지. 고혈압, 다이어트에 좋다

❸ 트립토판 풍부: 트립토판이 세로토닌으로 변환. 우울증, 불면증 개선

❹ 마그네슘 풍부: 천연 진정제 효과

❺ 비타민B6: 단백질 소화에 도움

❻ 초록색 바나나: 저항성 전분이 풍부하여 다이어트와 항암 효과

❼ 노란색 바나나: 항산화 성분과 식이섬유 증가

❽ 갈색 반점 바나나: 종양괴사인자 수치 상승, 면역력 증가

비트는
뿌리채소의 보석이다

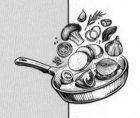

비트는 '뿌리채소의 보석', '흙 속의 루비'라고 불린다. 브로콜리, 파프리카, 셀러리와 함께 세계 4대 채소로 알려진 슈퍼 푸드다. 한때 디톡스 다이어트 음료로 ABC 주스가 인기를 끌었는데 ABC 주스의 주성분 중 하나가 비트다. A는 애플(사과), B는 비트, C는 캐럿(당근)이다. 혈액순환이 잘되지 않는 사람에게 ABC 주스를 권한다.

베타인, 질산염 등이 풍부한 비트의 효능

비트는 시금치, 근대, 퀴노아 같은 명아주과에 속한 식물로서, 역사적으로 질병 치료제로 사용되었다. 비트에는 엽산, 섬유질, 망간, 칼륨, 질산염과 비타민B1, B2, C 등이 풍부하다. 미네랄도 풍부하게 함유하고 있어서 신진대사를 원활하게 하는 데 탁월한 효과가 있다. 이 외에도 비트에 어떤 효능이 있는지 알아보자.

베타인 성분이 신생 암세포의 성장을 억제

비트에 함유된 베타인 성분이 세포의 손상을 방지하고, 돌연변이 세포의 생성을 막아준다. 베타인 성분은 신생 대장암 세포의 성장을 억제하는 작용을 한다. 베타인이 암세포의 분열을 방해하고 프로그래밍된 세포 사멸Apoptosis을 유발하여 암의 발생과 전이를 억제한다. 그래서 대장암뿐만 아니라 췌장암, 유방암, 전립선암 등에도 효과가 있다.

관절염, 기관지염, 궤양 등 만성염증에 효과가 뛰어나다

모든 병은 염증으로부터 비롯된다. 암도 염증이 반복되는 부위에 생긴다. 비트에 풍부한 베타인은 항염증 효과가 탁월하여 만성염증으로 고생하는 사람들에게 필수적인 식품이다. 특히 관절염, 기관지염, 궤양과 같은 질환을 앓는 사람은 반드시 비트를 먹어야 한다. 제주대학교 이미란 교수팀의 연구에 따르면 비트 추출물이 염증물질인 COX-2와 염증성 사이토카인Cytokine의 생성을 유의적으로 억제했다고 한다. 염증성 사이토카인 중에는 IL-6의 생성을 강하게 억제하여 전체적으로 항염증 활성에 도움이 된다.

비트에 풍부한 질산염이 혈액순환을 촉진하고 혈압을 낮춘다

비트의 대표적인 효과는 혈액순환 촉진이다. 비트에 풍부한 질산염 때문에 이런 효능이 있다. 질산염은 일산화질소 또는 NO라고도 하며, 혈관을 확장하는 역할을 한다.

Tip 혈액순환이 잘 되기 위한 몇 가지 조건

첫째, 심장이 튼튼해야 혈액을 펌프질해서 전신으로 보낼 수 있다. 둘째, 근육이 잘 발달되어야 심장에서 나온 혈액이 다시 심장으로 돌아갈 수 있다. 삐쩍 마른 사람들이 혈액순환이 잘되지 않고 추위를 많이 타는 이유는 근육이 부족하기 때문이다. 셋째, 모세혈관이 잘 발달되어 있어야 한다. 손끝, 발끝, 뇌신경, 눈의 망막 같은 곳에 있는 아주 작은 혈관들이 잘 발달되어 있어야 우리 몸 구석구석까지 피가 돌 수 있다. 도로가 없으면 아무리 좋은 음식도 배달할 수 없는 것과 마찬가지다.

필자는 상담 중에 비트를 권할 때 비아그라 이야기를 한다. 비아그라의 주효능이 바로 산화질소의 생성과 관련 있기 때문이다. 산화질소가 풍부하게 잘 생성되어야 혈관이 확장되고 피가 잘 돈다. 비트에 풍부한 질산염이 혈액순환에 도움을 주고 혈압도 낮춘다.

체액량 x 모세혈관 저항

'체액량'이 증가하면 혈압이 올라간다. 그래서 살을 빼라고 하는 것이다. '모세혈관 저항'은 모세혈관이 닫혀 있으면 압력이 올라가고, 반대로 모세혈관의 순환이 잘 되면 혈압이 떨어지는 것이다. 비트가 모세혈관을 열어주는 역할을 한다.

비트처럼 산화질소 생성을 도와 혈액순환을 원활하게 해주는 또 다른 음식에는 대추, 삼지구엽초로 알려진 음양곽 등이 있다. 혈압이 높거나, 몸이 냉하거나, 혈액순환이 잘되지 않거나, 성기능이 떨어질 때 비트, 대추, 음양곽을 모두 먹으면 반드시 효과가 있다.

앞에서 언급한 베타인 성분은 혈관 내부를 청소하여 혈액순환을 촉진하고, 전체적인 혈관 건강을 개선하는 데 도움이 된다. 또 함께 들어 있는 베타시아닌 성분이 혈관벽을 튼튼하게 해주는 효능이 있다. 그래서 혈관의 탄력성을 높이고 혈압이 안정되도록 도와준다.

혈액과 간을 정화한다

비트는 해독효과가 뛰어나다. 베타인 성분이 독소를 해독하는 과정에 도움을 준다는 연구 결과들이 있다. 독소가 몸 밖으로 배출되기 쉽게 베타인이 독소와 결합하여 전환시킨다고 한다. 그래서 비트는 혈액과 간을 정화하는 효과가 있다.

운동능력 개선

조금만 움직여도 지치는 사람은 비트를 먹으면 운동능력이 향상한다. 영국 엑시터대학 스포츠·보건학과의 앤드류 존스 교수 연구팀의 발표에 따르면 질산염이 혈관을 확장하고 혈행을 촉진할 뿐만 아니라 근육조직에도 긍정적인 영향을 미쳐서 근육을 움직일 때 필요한 산소량을 감소시킨다고 한다. 실험 결과, 질산염이 함유된 비트즙을 섭취한 운동 그룹의 경우 4km를 주행했을 때 평균 11초, 16km를 주행했을 때는 평균 45초 빠른 기록을 보였다고 한다. 존스 교수는 "질산염을 보충한 덕분에 사이클 선수들의 근육과 심혈관계의 효율이 향상되는 효과가 관찰됐다"라고 설명했다.

이 외에도 비트에는 다양한 효능이 있다. 배변활동에 도움이 되고, 소화도 촉진한다. 식이섬유가 풍부해서 다이어트 효과도 있다. 또한 철분도 풍부하여 비트를 '땅속의 붉은 피'라고 부르는데, 빈혈 있는 사람에게 효과가 뛰어나다.

비트를 삼가야 하는 경우

효과가 탁월한 음식은 부작용도 있다. 비트를 과다 섭취하면 신장결석이 생길 수 있다. 옥살산이 풍부하기 때문이다. 그래서 결석질환이 있는 사람은 주의해야 한다. 또한 혈압이 낮은 저혈압 환자도 혈압이 갑자기 떨어질 수 있으므로 다른 채소보다 조금 적게 먹을 것을 권한다. 면역력이 떨어지거나 비위가 약한 사람도 조심해야 한다. 비트에는 소량의 독성이 있어서 현기증이나 메스꺼움, 명현현상 등이 발생할 수 있다.

베타인, 질산염이 풍부한 비트의 효능

❶ 항암 효과: 베타인 성분이 대장암, 췌장암, 유방암, 전립선암 등에 효과

❷ 항염증: 관절염, 기관지염, 궤양에 효과

❸ 혈액순환 촉진: 풍부한 질산염

❹ 간 기능 해독: 혈액과 간을 정화

❺ 운동능력 개선

❻ 소화 촉진, 다이어트 효과

❼ 신장결석, 저혈압자, 비위가 약한 사람은 피해야 한다

슈퍼 푸드
시금치의 효능

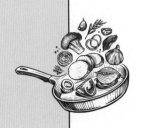

뽀빠이는 시금치를 먹고 슈퍼 파워를 내는 히어로다. 시금치는 전 세계적으로 인정받는 슈퍼 푸드 중 하나다. 미국의 전 대통령 오바마도 백악관 텃밭에서 시금치를 재배해 먹었다고 한다. 《본초강목》을 보면 시금치가 '혈맥(血脈)을 통하게 한다'는 기록이 있고, 《동의보감》에는 '시근채(是根菜, 시금치)가 혈액을 생성하고 코피 등 출혈을 막는다'며 그 효능을 강조한다. 시금치에는 비타민K가 풍부하여 출혈을 막아준다.

다채로운 영양소가 풍부한 시금치

시금치는 칼로리가 낮고 영양가는 높은 식품이다. 시금치 세 컵 (100g)은 단 29kcal이지만 단백질 3.35g, 섬유질 3.1g 그리고 탄수화 물 4.86g이 들어있다. 하루에 시금치 세 컵을 먹으면 비타민K 1일 권 장량의 300%를 섭취할 수 있다. 시금치에는 비타민K뿐만 아니라 비 타민A, C, 엽산, 마그네슘, 철, 칼륨 등 다채로운 영양소가 풍부하게 들 어있다. 슈퍼 푸드 시금치의 효능을 알아보자.

베타카로틴, 엽록소가 항산화, 해독작용

〈미국 임상영양저널American Journal of Clinical Nutrition〉에 따르면 시금치 를 매일 섭취한 사람은 그렇지 않은 사람에 비해 위암 발병률이 35%, 대장암과 유방암 발병률이 40%, 췌장암 발병률이 23% 낮은 것으로 나 타났다. 시금치는 100g당 무려 3000ug 정도의 베타카로틴이 함유되 어 있다. 시금치의 베타카로틴은 살짝 데쳐 먹을 때 함량이 8~24%까 지 증가한다. 베타카로틴은 항산화제로서 항염증 작용과 항암 작용이 모두 강한 영양분이다.

또한 시금치에 풍부한 엽록소가 항염증 작용을 한다. 엽록소는 클로 로필이라 부르고, 동물의 혈액과 비슷한 기능을 수행하여 '녹색 혈액'이 라고 한다. 시금치는 손상된 세포를 재생하고, 해독작용도 강하고, 항 콜레스테롤 작용과 항암, 항염증 작용이 있다.

루테인이 풍부하여 눈 건강 증진

국제안과연구와 시각과학회지에 발표된 연구에 따르면 66~78세 사이의 남성과 여성 380명 중 지아잔틴 수치가 낮은 환자군에서 황반변성을 비롯한 노화 관련 안과 질환이 발생할 가능성이 높은 것으로 나타났다. 시금치는 루테인과 지아잔틴이 풍부한 식품이다. 루테인은 눈 건강에 필수적 영양분으로 황반변성을 감소시키는 효과가 있다.

스웨덴 린셰핑 대학의 연구에서 시금치는 스무디나 주스 형태로 먹으면 루테인 섭취를 극대화할 수 있다고 한다. 연구팀은 시금치를 튀기기fried, 끓이기boiled, 찌기steamd, 샐러드 만들기 등 여러 방법으로 조리한 후 루테인 함량을 측정했는데, 그 결과 조리 방법과 조리 시간에 따라 각각 루테인 함량에 차이가 나타났다. 시금치를 4분간 끓이면 루테인 함량이 40% 감소하고, 90분 이상 끓이면 루테인 함량이 90%까지 감소했다. 또 2분간 튀겼을 때는 루테인 함량이 60% 이상, 4분간 쪘을 때는 50%가량의 루테인이 줄어들었다. 그래서 연구진은 시금치에서 루테인 섭취량을 늘리기 위해서는 시금치에 열을 가하지 말고 우유나 요구르트 등 유제품을 넣어서 스무디나 주스 형태로 만들어서 먹는 것이 좋다고 조언했다. 또 시금치는 잘게 잘라서 먹어야 루테인 함량을 더 높일 수 있다고 한다.

우리나라에서는 시금치를 대부분 나물로 만들어 먹는다. 결과적으로 이 방법이 제일 좋다. 살짝 1~2분 이내로 데쳐서 숨만 죽이고 양념을 곁들여서 먹는 것이 루테인을 효과적으로 섭취하는 방법이다. 우리 조상님들이 뭔가 많이 알고 계셨던 것 같다.

시금치는 비타민A가 풍부하다. 비타민A는 시력 유지에 중요한 영양소다. 야맹증, 백내장, 황반변성과 같은 눈 질환의 위험을 줄이는 데 도움이 된다.

풍부한 코큐텐이 체력 증진

시금치에는 코큐텐 CoQ10 성분이 풍부하다. 코큐텐은 시금치 외에도 육고기, 생선, 참깨, 브로콜리 등에 풍부한 성분이다. 코큐텐은 코엔자임큐텐 Coenzyme Q10의 줄임말로서, 미토콘드리아의 세포막에 존재하고, 에너지 배터리인 ATP가 잘 생성되도록 돕는 역할을 하는 조효소다. 미토콘드리아는 우리 몸 세포 모두에 존재하는 세포소기관이다. 산소를 이용해서 세포에 필요한 에너지인 ATP를 생산한다. 코큐텐이 풍부하게 잘 작동해야 에너지가 생긴다. 뽀빠이가 시금치를 먹어야 힘이 나는 원리다.

심장과 혈관 건강 개선

시금치는 엽산, 칼륨, 섬유질의 좋은 공급원이다. 엽산은 심장병의 위험을 줄이고, 칼륨은 혈압을 낮추고, 풍부한 섬유질은 콜레스테롤 수치를 낮추고 변비를 예방하는 데 도움이 된다. 또 눈에 좋은 루테인이 죽상경화증, 심장마비, 뇌혈관 질환 등을 예방한다. 시금치에는 캠페롤과 쿼르세틴 등 플라보노이드도 풍부하다. 그래서 염증질환 예방과 함께 심장 건강에 도움을 준다. 미국 농무부는 이들 플라보노이드가 암과 심혈관 및 염증성질환을 예방하는 효과가 있다고 밝히고 섭취를 권장하고 있다.

치매와 노화 예방

시금치는 치매 및 노화와 관련된 질병들을 예방하는 효능이 뛰어나다. 시카고의 러시대학교에 따르면 지난 10년간 900여 명의 실험자들을 대상으로 식습관의 변화를 추적한 결과 시금치와 같은 푸른 채소를 꾸준하게 섭취하는 실험자들에게서 인지능력이 월등하게 향상되었다고 한다. 평균적으로 자신의 나이보다 11살가량 더 젊은 두뇌를 가지고 있었다. 연구의 책임자인 마사 모리스 교수는 "치매나 인지능력 후퇴를 두려워하는 사람들이 시금치와 같은 푸른 채소를 즐겨 섭취하면 충분히 예방할 수 있다"라고 말했다.

시금치를 장기간 많이 섭취했을 때의 부작용

시금치를 너무 많이 섭취하면 건강에 악영향을 미칠 수 있다. 장내 세균 성장을 촉진할 가능성이 있어서 헛배가 부르거나 복부에 가스가 차는 현상이 일어날 수 있다. 시금치에는 옥살산이 포함되어 있어서 장기간 과도하게 섭취하면 신장과 방광에 결석이 발생할 위험이 커진다. 그래서 시금치는 하루 500g 이상 섭취하지 않는 것이 바람직하다. 붉은색 비트도 이와 같은 부작용이 있으므로 너무 많이 섭취해서는 안 된다.

또한 시금치에 함유된 비타민K는 출혈을 막고 피를 응고시키는 기능을 한다. 그래서 뇌졸중이나 심근경색, 심장판막질환, 부정맥 등으로 항응고제를 복용하고 있을 때는 시금치 복용을 삼가야 한다.

다채로운 영양소가 풍부한 시금치의 효능

❶ 항암, 항염증 효과: 베타카로틴, 엽록소가 항산화, 해독작용

❷ 루테인 풍부: 살짝 데쳐서 먹을 때 가장 효과 좋다

❸ 체력 증진: 코큐텐 풍부

❹ 심장과 혈관 건강 개선: 풍부한 섬유질, 캄페롤, 퀘르세틴 등 플라보노이드 풍부

❺ 치매 및 노화 예방

❻ 과다 복용 시 복부팽만, 신장결석, 출혈 등의 위험 증가

양배추를 매일 먹으면 일어나는 일

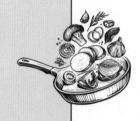

2020년 발표된 국가암등록통계에 따르면 위암은 전체 암 중에서 10.8%를 차지하고 있다. 암환자 10명 중 1명이 위암이다. 특히 남성의 경우에는 폐암에 이어서 위암이 암 발생 순위 2위에 올라 있다. 위염, 위궤양도 흔한 질병이다. 우리나라 사람들의 식습관은 위 건강에 악영향을 미치는 요소들이 많다. 빨리 먹는 습관, 짜고 매운 음식, 야식, 흡연, 음주 등이 위 건강을 해치는 요소들이다. 단기간에 식습관을 바꾸기가 어렵다면 위 건강에 도움이 되는 식품 섭취를 적극적으로 늘리는 것이 좋다.

설포라판이 풍부한 양배추

양배추는 '신이 주신 선물'이라는 별명이 있을 정도로 맛과 영양의 밸런스가 탁월한 식품이다. 무려 4000년 전부터 그리스와 로마에서 재배되었고 그 당시에도 위장을 건강하게 해주는 약초와 같은 대접을 받았다. 수학자이자 철학자인 피타고라스가 "양배추는 건강과 차분한 기분을 유지해주는 채소"라고 칭할 만큼 유명한 건강식품이었다고 한다.

양배추는 십자화과 식물이다. 건강에 조금이라도 관심 있는 사람은 십자화과 식물에 대해 많이 들어보았을 것이다. 브로콜리, 케일, 겨자, 청경채, 콜리플라워 등이 십자화과 식물이다. 십자화과 식물이 유명한 이유는 설포라판이라는 성분 때문이다. 설포라판은 유황 성분이 포함되어 있어서 특유의 쌉쌀한 맛을 낸다. 강력한 항산화 효과로 대장암, 유방암, 전립선암의 예방은 물론 염증을 억제하여 각종 성인병 예방에 효과적이라고 알려져 있다. 양배추에도 설포라판이 풍부하다.

양배추의 또 다른 효능을 알아보자.

폴리페놀 성분, 비타민K가 심혈관질환 예방

양배추는 폴리페놀 성분을 풍부하게 함유하고 있어서 활성산소를 억제하고, 혈압을 내리고, 혈소판 축적을 방지하는 효능이 있다. 2016년 제약생물학 논문에 따르면 폴리페놀 성분이 풍부한 적양배추 추출물이 고콜레스테롤 혈증 및 고중성지방 혈증을 개선하는데 효과를 보였다.

대동맥 내부에 축적되는 칼슘은 혈관질환의 발생 위험도를 나타내는 지표 중 하나다. 2020년 호주 에디스코완대학 로런 블레켄호스트

교수팀이 영국 영양학회지에 발표한 결과에 따르면 방울양배추, 양배추 등을 매일 45g 이상 섭취한 노인들에게서는 칼슘이 대동맥에 축적될 가능성이 46% 적은 것으로 나타났다. 양배추에 풍부한 비타민K가 혈관에서 일어나는 석회화 과정을 억제하는 효과가 있기 때문이다.

글루타민, 설포라판의 항염증 효과

양배추가 함유하고 있는 글루타민 성분은 강력한 항염증 효과를 나타낸다. 체내 염증반응이나 알레르기, 통증, 발열, 피부 질환 등을 감소시킨다. 또한 이소티오시아네이트 화합물인 설포라판 역시 항염증 작용이 탁월하다. 그래서 양배추 추출물을 크림 형태로 사용하거나, 양배추 랩을 만들어 염증 부위에 양배추 찜질을 하면 효과가 뛰어나다.

특히 미국 〈타임〉지가 선정한 세계 10대 푸드 중 하나인 방울양배추는 일반 양배추에 비해 비타민A는 5배, 비타민C는 1.5배 더 많다고 한다. 그리고 방울양배추를 얼려서 보관하면 설포라판 성분이 더 증가하므로 방울양배추를 한 번 찐 다음 갈아서 얼린 후에 복용하기를 권한다.

안토시아닌 등의 항암 효과

십자화과 채소는 항암 성분인 파이토케미컬을 풍부하게 함유하고 있다. 그중 안토시아닌은 붉은 색소다. 주로 붉은색을 띠는 적양배추에 많이 들어있다. 이 페놀화합물이 항암 작용 및 항산화 작용을 한다. 또한 양배추에 들어있는 글루코시놀레이트라는 독특한 생리활성 물질은 쓰고 매운맛을 낸다. 특히 소화기관과 폐에 발생하는 암을 억제하는 효능이 있는 것으로 알려져 있다.

양배추에는 인돌-3-카비놀이라는 성분도 풍부하다. 이것은 암세포의 분자를 변형시키는 능력이 있어서 암세포가 항암제에 더욱 취약해지게 만든다. 그래서 항암 치료를 할 때 양배추를 함께 먹으면 항암 효과가 증가한다.

또한 에스트로겐 수용체를 억제하는 작용이 있어서 유방암과 자궁경부암의 발생도 막아준다. 미국 미시간 주립대와 폴란드 국가식품연구원에 따르면 양배추를 1주일에 3회 이상 섭취한 여성들은 그렇지 않은 여성들에 비해 유방암 발생 위험이 낮아졌다.

식이섬유, 비타민U가 소화 기능 개선

양배추의 풍부한 식이섬유가 장운동을 도와서 소화 기능을 향상한다. 또한 양배추에는 비타민U가 많이 함유되어 있다. 비타민U는 손상된 위장의 세포조직을 재생하여 보호하는 기능을 한다. 그래서 위염, 위궤양으로 속쓰림이 있을 때 양배추를 권한다.

> **Tip 비타민U**
>
> 양배추의 효과는 1949년 미국 스탠퍼드 의대 교수인 체니 박사에 의해 밝혀졌다. 양배추 속의 유의한 성분이 위궤양에 효과가 있다고 해서 Ulcus(궤양)의 첫글자를 따서 비타민U라고 이름 지었다. "속 쓰릴 때 카베진"이라는 TV 광고가 있는데, 이 약의 주성분이 메틸메티오닌설포늄염화물이다. 이것이 바로 비타민U다.

다이어트 효과

양배추는 식이섬유가 풍부하여 장운동을 촉진하고 소화 기능과 배변 활동을 돕는다. 풍부한 섬유질이 포만감을 주어 식욕 조절에 도움을 주기 때문에 다이어트에도 효과가 있다. 도쿄대학 의대 연구팀이 7,000명의 비만 환자를 대상으로 양배추 추출물을 섭취하도록 한 연구 결과 체중 감량 성공률이 무려 93%에 달했다고 한다.

양배추의 부작용

효능이 많은 양배추라도 약간의 부작용이 있다. 양배추의 비타민K가 혈액 응고 효과가 있어서 와파린이나 아스피린 같은 혈전용해제를 복용하는 사람은 주의해야 한다. 갑상샘질환이 있는 사람은 양배추의 글루코시놀레이트 성분이 요오드의 흡수를 방해하여 갑상샘호르몬 생성이 감소할 수 있다. 또한 양배추는 고 포드맵 식품으로 장내가스를 유발할 수 있으므로 과민성대장증후군이 있는 사람은 주의해야 한다.

십자화과 식물 양배추의 효능

❶ 심혈관질환 예방: 폴리페놀 성분, 비타민K 풍부

❷ 항염증 효과: 글루타민 성분, 설포라판

❸ 항암 효과: 안토시아닌, 글루코시놀레이트, 인돌-3-카비놀

❹ 소화 기능 개선: 식이섬유, 비타민U

❺ 다이어트 효과: 풍부한 섬유질이 포만감을 주어 식욕 조절에 도움

❻ 혈전용해제 복용자, 갑상샘질환자, 과민성대장증후군이 있는 사람은 주의할 것

식물성 단백질의 최고봉, 검은콩의 효능

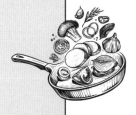

콩은 전통적으로 해독작용이 강한 약재로 사용했다. 감초와 배합하면 감두탕이 된다. 식물성 단백질의 최고봉은 검은콩이다. 검은콩은 검은 빛을 띠는 콩으로 흑대두라고 부른다. 흑태, 서리태, 서목태 등이 모두 검은콩에 속한다. 검은콩은 약콩이라고 불리는 만큼 건강에 유익한 효능이 많다.

밭에서 나는 소고기, 검은콩

검은콩은 탈모 및 심혈관질환 예방 등 우리 몸의 다양한 기관들을 보호하는 역할을 한다. 검은콩의 다양한 효능을 알아보자.

안토시아닌이 활성산소를 제거한다

검은콩의 껍질을 구성하는 안토시아닌Anthocyanin 색소는 우리 몸의 활성산소를 없애주는 항산화 작용을 한다. 그뿐만 아니라 눈과 관련된 로돕신의 재합성을 촉진하여 눈 건강에도 좋고, 당과 콜레스테롤 흡수를 억제하여 비만과 대장암 예방 효과도 있다. 붉은 단풍의 색소이기도 한 안토시아닌은 식물의 씨앗, 꽃, 줄기, 뿌리 등에 들어있다. 안토시아닌은 검은콩에도 매우 풍부한데, 검은콩을 물에 불리면 붉은색으로 우러나는 이유가 바로 이 때문이다.

식물성 단백질의 보고(寶庫), 탈모 방지

콩에 관해 이야기할 때 빼놓을 수 없는 것이 식물성 단백질이다. 나이가 들면서 근육이 줄어드는 것은 자연스러운 현상이지만 그만큼 면역력과 체력 감소의 원인이 된다. 단백질을 보충하기 위해 식사할 때 검은콩을 곁들이는 것은 자연스러운 방식 중 하나다.

검은콩이 탈모 방지에 도움이 된다는 이야기는 꾸준히 이어져 오고 있다. 모발 성장에 필수적인 시스테인Cysteine 성분이 들어있기 때문이다. 시스테인은 시중에 판매되는 탈모 영양제의 주요성분이기도 하다. 여기에 더해서 검은콩에 들어있는 비타민E와 불포화지방산은 말초혈관의 혈액순환을 원활하게 해주어 두피의 혈액순환에도 좋다.

검은콩이 백발이나 탈모 증상에 좋은 또 다른 이유가 있다. 검은콩에 많이 함유된 아미노산 중 아르기닌 때문이다. 아르기닌은 모발 성장에 꼭 필요한 아미노산으로 모발 성장을 촉진하는 나이트릭 옥사이드Nitric Oxide의 대사전구물질이다. 탈모약의 주성분인 항안드로겐 약물 복용으로 인한 성기능 관련 부작용을 막아주는 역할도 한다.

유방암, 자궁암, 심장병, 골다공증 예방

검은콩은 항암 효과로도 유명하다. 콩 속에는 식물성 단백질과 불포화지방산이 풍부하다. 특히 약콩으로 불리는 검은콩 껍질에는 황색 콩 껍질에서 발견되지 않는 글리시테인이라고 하는 특수한 항암물질이 1g당 500ug 이상 들어있다. 이 물질 때문에 항암 효과는 물론 항산화 작용, 신장 기능 향상, 시력 강화에도 검은콩이 좋은 것으로 알려져 있다. 특히 검은콩은 유방암, 난소암, 전립선암, 심장병, 골다공증 등을 예방하는 데 탁월한 효능을 발휘한다.

식물성 에스트로겐으로 불리는 이소플라본Isoflavone은 안면홍조, 골다공증, 고지혈증 같은 대표적인 갱년기 증상을 완화하는 데 탁월한 성분이다. 이것은 검은콩의 대표적 성분이기도 하다. 이소플라본이 여성 호르몬과 남성호르몬의 분비를 조절한다. 이소플라본이 여성호르몬과 구조와 기능이 비슷하여 에스트로겐 과다 분비로 생길 수 있는 유방암, 난소암을 예방하는 효과가 있다.

전립선암, 전립선비대증 예방

남성의 경우에는 검은콩이 남성호르몬인 안드로겐의 과다 분비로 생겨나는 전립선암을 예방하는 데 도움이 된다. 검은콩과 검은깨를 호두와 같이 갈아서 자주 먹으면 전립선비대증에도 좋은 효과가 있다. 검은콩은 폐암, 직장암, 결장암 예방에도 효과가 있다. 홍콩에서 200명의 여성을 조사한 연구에 따르면, 매일 두부와 다른 콩 식품을 섭취한 사람이 한 달에 3번 이하로 섭취한 사람에 비해서 폐암에 걸릴 위험이 절반으로 줄었다는 결과가 나왔다.

다이어트 효과

검은콩은 다이어트 식품으로, 수용성 식이섬유의 공급원 중 하나다. 검은콩에는 수용성 식이섬유의 일종인 펙틴이 다량 들어있다. 그래서 포만감을 오래 유지하고, 위장관에서 포도당의 흡수 속도를 낮추어 천천히 흡수되도록 하는 역할을 한다.

고혈압 예방

검은콩에는 혈관을 확장하여 혈압을 낮춰주는 비타민E와 칼륨, 혈관근육을 부드럽게 해주는 칼슘이 풍부하다. 또한 빈혈을 예방하는 비타민B12, 엽산, 베타카로틴과 육류의 4배나 되는 유기철이 함유되어 있다. 그래서 수많은 의사, 한의사들이 고혈압 환자에게 검은콩 복용을 권하는 것이다.

부종 예방

몸에 부종이 심하면 변비가 생기거나 피부가 창백해지고 거칠어진다. 부기(浮氣)가 그대로 살이 되는 경우도 많다. 이것은 대부분 신장 기능의 저하로 나타나는 현상이다. 검은콩은 이런 신장 기능 저하로 발생하는 질병을 개선하는 데 효과적이다. 신장의 기능을 향상하여 체내 수분과 전해질 농도를 정상적으로 유지하고, 배뇨 기능을 원활하게 해주며, 몸의 부종을 개선한다. 그뿐만 아니라 검은콩은 성장기의 기억력 향상과 노년기의 기억력 감퇴 방지에도 효과가 있다.

검은콩은 해조류나 식초와 함께 먹을 것을 권한다. 해조류를 곁들이면 폐경기증후군, 골다공증을 예방하고 완화하는 데 도움이 되기 때문이다. 식초는 검은콩 속 단백질의 소화 및 흡수를 촉진하고 몸속 세균을 억제하는 역할을 한다.

검은콩에도 약간의 부작용이 있다. 콩이 고 포드맵 식품이기 때문이다. 갈락탄이라고 하는 올리고당이 함유되어 있어서 과민성대장증후군이나 장이 약한 사람이 섭취할 경우 배에 가스가 차거나 복통, 설사가 발생하기도 한다. 검은콩에 신장 건강에 유리한 성분이 있다고는 하지만 예방 차원에서만 활용하고, 신장에 지병이 있는 사람은 반드시 주치의와 상의하고 복용하기를 권한다.

밭에서 나는 소고기, 검은콩의 효능

❶ 안토시아닌: 활성산소 제거

❷ 식물성 단백질의 보고(寶庫), 탈모 방지

❸ 이소플라본: 유방암, 자궁암 예방

❹ 전립선암, 전립선비대증 예방

❺ 다이어트 효과: 펙틴

❻ 고혈압 예방

❼ 부종 예방: 신장 기능 저하로 발생하는 질병 개선

❽ 고 포드맵 식품: 과민성대장증후군이 있을 때는 삼가야 한다

매일 달걀 3개를 먹으면 어떤 일이 벌어질까?

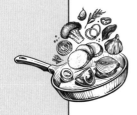

나이가 들수록 근육량이 감소하기 때문에 단백질이 더 많이 필요하다. 근육은 팔다리에만 붙어 있는 것이 아니라 우리 몸 구석구석에 근육이 있다. 위장, 소장, 대장도 평활근이라고 하는 근육이다. 혈관도 근육이다. 혈관이 수축하고 팽창해야 피가 돌기 때문이다. 또한 우리 몸의 기초 단위인 세포도 내부에 세포 모양을 유지하기 위한 근육 비슷한 것들이 있다. 근육을 만드는 주원료는 단백질이다. 근육뿐만 아니라 성장호르몬 같은 호르몬도 단백질로 만들어진다. 그래서 단백질이 중요하다.

단백질이 부족하면 벌어지는 일들

사람의 단백질은 30세 이후부터 감소하기 시작하여 노년기에 이르면 더욱 급속도로 감소한다. 근육이 줄어들면 단백질 소실로 인한 근육감소증이 발생하여 엉덩이가 작년보다 더 납작해지고 팔다리가 더 가늘어진다. 또한 면역력이 떨어지기 때문에 몸이 자주 아프고, 쉽게 피로해진다. 우리 핏속에 들어있는 적혈구, 백혈구가 모두 단백질이 주원료이기 때문이다.

한편으로는 단백질이 체중 증가의 원인이 되기도 한다. 단백질은 탄수화물보다 소화나 흡수가 천천히 되기 때문에 혈당을 서서히 올려주고 포만감을 오래 유지한다. 그런데 단백질이 부족해지면 공복감을 자주 느끼고, 식욕 조절이 어려워지면서 체중 증가를 유발할 수 있다.

혈액 속에 들어있는 단백질이 부족해지면 혈액 밖의 조직에 체액이 쌓인다. 그래서 부종이 발생한다. 간염이나 간경변으로 간에서 알부민이라는 단백질을 만들지 못하면 이런 부종이 생긴다.

또한 단백질이 부족하면 머리카락, 손톱, 피부에도 트러블이 일어난다. 피부의 탄력을 유지해 주는 것이 콜라겐 단백질이다. 머리카락과 손톱은 케라틴 단백질로 구성되어 있다. 그래서 단백질이 부족해지면 피부가 윤기를 잃고, 주름이 생기고, 머리카락이 푸석푸석해지고, 손톱이 갈라지거나 깨질 수 있다.

특히 50부터는 달걀 섭취로 단백질을 꾸준히 보충한다

우리가 일상에서 단백질을 많이 먹는 것 같지만 실상은 그렇지 않다. 특히 노년으로 갈수록 단백질 섭취량이 감소한다. 국민건강 통계를 보면 한국인의 총단백질 섭취량은 청장년층이 0.54로 노인의 0.35보다는 높지만 미국의 0.77, 유럽의 0.55~0.73보다는 낮은 수치를 보이고 있다. 그래서 나이가 들수록 양질의 단백질을 섭취하는 것이 중요하다. 하지만 50대 이후 중장년층이 양질의 단백질을 섭취하는 일이 쉽지는 않다.

환자분들과 상담할 때 "선생님, 단백질 섭취는 그냥 고기만 열심히 잘 챙겨 먹으면 충분하지 않나요?"라는 질문을 받는데, 단백질은 음식을 통해 자연적으로 섭취하는 것이 가장 좋다. 일반 성인의 하루 단백질 권장 섭취량은 체중 1kg당 1g 정도다. 소고기는 100g에 단백질이 26g, 닭고기는 27g 정도 들어있다. 그래서 일반 성인이 하루 단백질 섭취량을 맞추려면 쇠고기나 닭고기를 250g 정도 먹어야 한다. 그런데 50~60대의 중장년층은 치아와 위장 기능이 온전한 경우가 흔하지 않다. 매일 딱딱한 고기를 씹고 소화하는 것 자체가 부담스러울 수 있다. 그래서 나이가 들수록 건강을 지키기 위해서 부족해지는 단백질을 보충할 방법이 반드시 있어야 한다.

완전식품 달걀

달걀은 부드러워서 치아 상태와 상관없이 먹을 수 있고, 다른 육류에 비해서 소화가 잘되는 음식이다. 달걀 하나에 들어있는 단백질은 약 7g이다. 달걀만으로 하루 단백질 섭취량을 맞추려면 8~9개를 먹어야 한다. 그런데 달걀만 먹고 살 수는 없으므로 하루에 필요한 단백질의 20% 정도만 달걀로 채우면 된다. 하루에 달걀 3개 정도가 적당하다. 달걀에는 근육 형성에 중요한 아미노산인 류신도 풍부하게 들어있다.

콜레스테롤 때문에 달걀 먹는 것을 두려워하는 사람들이 꽤 많다. 그러나 콜레스테롤은 세포막을 형성하는 필수 물질이다. 우리 몸이 유연하게 움직일 수 있는 것은 콜레스테롤이 모든 세포막에 포함되어 있기 때문이다. 만약 콜레스테롤이 부족하면 우리 몸이 뻣뻣해진다. 그만큼 콜레스테롤은 우리가 살아가는 데 없어서는 안 되는 지질의 한 종류다.

Tip 콜레스테롤

콜레스테롤은 세포의 내포작용 즉 세포막 안으로 영양분이 들어올 수 있게 한다. 그래서 세포의 대사 작용을 돕는다. 여러 연구에서는 콜레스테롤이 항산화제로도 기능한다고 보고하고 있다. 그뿐만 아니라 콜레스테롤은 스테로이드호르몬, 담즙산, 비타민D 생합성 전구체로서도 기능한다. 이렇게 몸에 꼭 필요한 콜레스테롤은 저밀도 콜레스테롤인 LDL과 고밀도 콜레스테롤인 HDL로 나뉜다. 이 중에서 문제가 되는 것은 저밀도 콜레스테롤인 LDL이다. LDL은 동맥경화, 뇌졸중 등의 위험도를 높이기 때문이다.

달걀의 콜레스테롤은 위험하지 않다

콜레스테롤이 함유된 식품은 달걀 말고도 많다. 그런데 달걀이 콜레스테롤 수치를 높여서 성인병을 일으키는 주범인 듯한 얘기는 왜 생긴 걸까? 그것은 달걀 하나에 들어있는 콜레스테롤의 양이 사람이 하루 섭취해야 할 콜레스테롤의 65%나 되기 때문이다. 즉, 콜레스테롤 양만 따진다면 달걀 하나를 먹었을 경우 콜레스테롤이 든 다른 음식은 삼가야 하는 것이다.

그런데 놀랍게도 달걀은 콜레스테롤의 양이 많은 것과 동시에 콜린이라는 영양소를 다량 함유하고 있다. 미국 농무부의 '푸드 데이터'에 따르면, 큰 달걀 하나에는 147mg의 콜린이 들어있다. 소의 간(肝) 다음으로 콜린이 풍부한 식품이다. 콜린은 나쁜 콜레스테롤을 간으로 옮겨서 제거하는 기능을 하고 좋은 콜레스테롤인 HDL을 높여준다. 그래서 달걀의 콜레스테롤은 콜린에 의해 자연스럽게 HDL로 전환된다. 따라서 중증 심혈관질환이 있는 경우가 아니라면 일반적으로 하루 2~3개 정도의 달걀 섭취는 건강을 지키는 데 도움이 된다는 것이 학계의 정설이다. 콜레스테롤을 걱정하지 말고 달걀을 적당히 먹기를 권한다.

달걀의 효능

면역력 상승 작용
사람들이 면역력에 관심을 두면서 면역력 관련 제품들이 불티나게 팔리고 있다. 저렴하면서도 손쉽게 먹을 수 있는 면역력 강화식품이 있다면 그것은 바로 달걀이다. 달걀은 모유, 우유 등과 함께 완전식품이고 영양소의 보고(寶庫)다. 더 구체적으로 설명하자면, 탄수화물과 비타민C, 섬유질 외에 대부분의 영양소를 품고 있다고 해도 과언이 아니다. 그중 비타민A, B6, B12, D, 아연, 철, 셀레늄, 필수아미노산 등은 면역력을 높이는 영양소다. 이런 비타민과 미네랄은 박테리아의 체내 침투를 막는 점액분비 기능에 참여하고, B세포, T세포, NK세포 등 면역과 관계있는 세포가 생성, 성숙, 활성화하는 데 기여하고, 항산화 작용과 백혈구 수 증가에도 관여한다.

콜린, 인지질, DHA가 풍부하여 치매 예방

단백질이 풍부하고 다양한 영양소가 골고루 들어있는 달걀을 아침 식사로 먹을 경우 포만감이 오래 유지되어 점심과 저녁때 폭식을 막아준다. 그래서 다이어트하는 사람들은 달걀을 최애 식품이라고 한다.

달걀에는 신경조직을 만드는 인지질이 풍부하다. 특히 콜린은 신경전달물질인 아세틸콜린을 활성화하여 기억력과 근육 조절 능력을 높인다. 그래서 아이들이 달걀을 꾸준히 섭취하면 두뇌 발달에 도움이 되고, 연세 많으신 분들은 노인성 치매 예방 효과를 볼 수 있다. 달걀 하나에는 하루에 필요한 콜린의 35%가 들어있고, 거기다 콜린과 결합하여 뇌세포막을 구성하는 DHA도 하루 섭취량의 25%나 포함되어 있다. 두뇌에 좋은 DHA 섭취를 위해 굳이 등푸른생선을 먹지 않아도 될 만큼 충분한 양이다.

눈 건강, 골다공증에 효과

컴퓨터, 스마트폰을 많이 사용하는 현대인에게 눈 건강을 챙기는 것은 필수다. 달걀노른자에는 황반변성 개선, 블루라이트를 방어하는 루테인과 황반 중심부 방어에 도움을 주는 지아잔틴이 들어있어서 망막의 염증과 노화를 방지한다. 또한 비타민A는 야간 시력 개선과 안구 건조 개선에 효과가 있다.

우리나라는 고령화사회를 넘어 초고령화사회로 진입하고 있다. 그만큼 노인들의 뼈 건강이 중요한데, 달걀에는 비타민D, 칼륨, 인산염, 마그네슘, 아연 등 뼈 건강과 뼈 성장에 꼭 필요한 영양소가 상당량 들어있다. 꾸준히 운동과 함께 달걀 섭취를 하면 골다공증과 뼈 건강을 지키는데 최고다.

탈모 예방, 혈전 생성 억제

모발의 주성분은 단백질이다. 풍부한 단백질 공급원인 달걀이 모발 건강에 좋을 수밖에 없다. 게다가 달걀노른자에는 비오틴이 풍부하다. 비오틴이 모발과 두피에 풍부한 영양을 공급하여 탈모를 예방한다.

그리고 달걀을 꾸준히 섭취하면 혈전 생성 억제 효과도 볼 수 있다. 영국 의학저널에 따르면, 하루에 달걀을 하나씩 꾸준히 섭취하면 심혈관, 뇌졸중 위험률 18%, 심근경색 위험률 28%를 감소시킨다고 한다. 미국심장학회의 지침에 따르면 하루 6개 미만의 달걀을 섭취하는 것이 좋다. 기저질환이 있더라도 하루 2개 정도 섭취는 문제가 되지 않는다.

삶은 달걀이 영양적으로 가장 우수하다

값이 저렴하고 영양가도 만점인 달걀을 어떻게 조리해서 먹는 것이 좋을까? 소화 흡수가 가장 잘 되는 것은 삶은 달걀이다. 그다음이 달걀프라이, 달걀 스크럼블, 달걀찜 순이다. 비타민 손실이 가장 적은 조리법은 역시 삶은 달걀이다. 구운 달걀은 조리 시간이 긴 만큼 영양 손실도 크다. 또 프라이를 할 때는 가급적 식용유를 적게 사용하는 것이 좋다.

> **완전식품 달걀은 하루 3개 이하로 먹으면 가장 좋다**
> ❶ 달걀은 완벽한 단백질 보충 식품
> ❷ 달걀의 콜레스테롤은 풍부한 콜린 성분 때문에 HDL로 전환
> ❸ 면역력 증강: 백혈구 수 증가
> ❹ 치매 예방: 콜린, 인지질, DHA 풍부
> ❺ 눈 건강, 골다공증에 효과: 루테인, 지아잔틴 풍부
> ❻ 탈모 예방, 혈전 생성 억제: 풍부한 단백질과 비오틴
> ❼ 삶은 달걀이 영양적으로 가장 우수

상추를 매일 먹으면
무슨 일이 생길까?

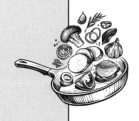

　　시험 성적, 직장에서의 인간관계, 애정, 금전
문제 등으로 속앓이하면 잠이 오지 않는다. 이것
은 자율신경의 이상 때문이다. 스트레스를 심하
게 받으면 자율신경 중의 교감신경이 과흥분하
고 뇌신경이 과열된다. 심장이 두근거리기도 하
고, 몸의 물이 말라서 입마름증, 안구건조증도
오고, 깊은 잠을 못 잔다.

상추는 한국인의 소울 푸드

뇌의 힘을 뇌력이라고 한다. 어린아이들은 뇌의 힘이 강력하다. 그래서 머리를 베개에 붙이기만 하면 잠이 든다. 그런데 나이 들면 근육의 힘만 빠지는 것이 아니라 뇌의 힘도 약해져서 불면증으로 고생한다. 각성 상태에서 수면 상태로 뇌의 상태가 전환되는데 많은 에너지가 필요하기 때문이다. 젊은 사람들의 불면증은 대개 스트레스와 관계가 깊다.

수면에 도움이 되는 음식 중에 대표적인 것이 상추다. 고려시대에는 천금을 주어야 얻을 수 있는 채소라 해서 상추를 '천금채'라고 불렀다. 조선시대에는 상추가 대중화되면서 왕실의 수라상은 물론 농부의 밥상에도 상추가 올라와서 신분의 귀천을 가리지 않고 모두 상추쌈을 즐겼다. 요즘도 집 앞마당이나 베란다에 상추를 심어 먹는 사람들이 많다. 상추는 한국인의 소울 푸드 중 하나인 것 같다.

상추의 건강상 이점

피로 개선 효과

상추에는 비타민B군이 풍부하게 들어있어서 피로 회복에 도움이 된다. 상추가 포함된 샐러드에 레몬을 듬뿍 첨가해도 좋고, 맥주효모와 함께 복용하면 상추에 포함된 무기질과 비타민B군 그리고 철분, 엽산, 칼슘, 필수아미노산의 협동작용으로 혈액을 맑게 정화하고 피로를 풀어준다.

임산부의 빈혈 예방, 모유의 양을 늘린다

상추는 골다공증에 좋고, 엽산이 풍부하게 들어있어서 임산부에게 권하는 채소다. 임산부는 일반 여성에 비해서 세포분열이 활발하여 엽산이 많이 필요하다. 또한 상추에는 필수아미노산, 칼슘, 철분 함유량이 많아서 빈혈 예방은 물론 모유의 양을 늘리는 데도 도움이 된다.

Tip 상추의 성질은 조금 차다

상추의 효능은 여러 의서에도 기재되어 있다. 《중약대사전》에는 소변이 잘 나오지 않는 증상과 피를 토하거나 모유가 잘 나오지 않는데 사용된다고 하고, 《본초습유》에는 오장을 이롭게 하고, 경맥을 통하게 하고, 가슴을 열어준다고 한다. 또한 《의림찬요》에는 심기를 사하고, 열을 제거하고, 가슴에 열이 차서 화끈거리는 것을 풀어준다고 설명하고 있다. 상추의 성질이 조금 차기 때문에 화병이나 스트레스로 인한 질환 치료에 많은 도움이 된다. 특히 열이 머리와 가슴 등 상부로 뻗치는 질환에 좋다. 자율신경실조증으로 상열하한이 있거나 오래된 스트레스로 화병이 있을 때 효과가 있다.

대장염 완화

상추는 대장의 염증을 낮추는 데도 큰 도움이 된다. 엽산이 대장의 염증을 완화하는 역할을 하기 때문이다. 상추 속에 풍부한 비타민K, 루테인, 엽산이 함께 작용해서 대장의 염증뿐만 아니라 대장암을 예방하는 효과까지 발휘한다. 같은 엽채소인 배추나 양배추보다 상추 속에 훨씬 많은 엽산이 들어있으므로 임산부나 대장이 약한 사람은 상추를 많이 먹을 것을 권한다.

불면증 완화

상추의 잎줄기에서 락투카리움이라는 성분이 나오는데, 이 성분은 신경안정 작용을 하여 스트레스와 통증, 불면증을 완화하는 데 도움을 준다. 상추를 많이 먹으면 졸음이 몰려오는데 그 이유가 락투카리움이라는 성분 때문이다. 락투카리움에 진정효과 및 최면, 진해효과가 있어서 졸음을 불러오는 것이다. 그래서 상추를 많이 먹으면 불면증에 도움이 된다. 상추는 쌈으로 먹거나 잠자기 전에 상추물(상추를 뜨거운 물에 살짝 우려낸 물)을 마셔도 좋다.

Tip 불면증에 추천하는 음식

• 우유

우유에는 트립토판이 함유되어 있어서 수면을 촉진한다. 트립토판이 멜라토닌과 세로토닌의 생성을 자극하기 때문이다. 그러나 잠자기 직전에 우유를 마시는 것은 삼가야 한다. 왜냐하면 소화가 안 되기 때문이다. 우유는 액체이지만 위장에 들어가면 단백질 때문에 굳어진다. 그래서 잠자기 적어도 2시간 전에 우유를 따뜻하게 마시는 것이 좋다.

• 바나나

바나나에는 칼륨, 비타민B6 등 수면에 도움을 주는 성분이 풍부하다. 칼륨은 근육이완제 역할을 하여 우리 몸이 수면을 준비하게 해주고, 비타민B6는 멜라토닌 생성에 필요한 성분이다. 바나나에도 트립토판이 풍부하게 들어있어서 멜라토닌 생성을 도와준다.

- 박하차

박하에는 리모넨 성분이 함유되어 있어서 머리를 맑게 하고 상쾌하게 해준다. 또한 심신을 안정시켜 진정 작용과 함께 불면증을 개선하는 데 도움이 된다.

- 캐모마일차

캐모마일은 강력한 진정 작용이 있다. 아피제닌 성분이 뇌의 안정 작용을 도와서 심신을 편안하게 해준다. 이 밖에도 소화불량, 생리통, 스트레스성 위염, 불면증을 개선하는 데 도움이 된다.

눈 신경 보호

상추에는 루테인 성분과 비타민A가 풍부하다. 그래서 눈의 신경을 보호해줄 뿐만 아니라 황반변성을 예방하고 눈의 피로를 풀어주는 효능이 있다. 당뇨병 혹은 노안이 와서 눈이 침침해진 사람들은 상추를 먹으면 좋고, 비슷한 효능이 있는 달걀노른자와 함께 먹으면 효과가 더욱 좋다.

다이어트, 미용 효과

상추는 다이어트, 미용에도 아주 좋다. 여성들이 다이어트 시작하면 대부분 변비가 생기는데, 식사량을 줄이기 때문이다. 이때도 상추가 큰 효과를 발휘한다. 상추에는 섬유질이 풍부할 뿐만 아니라 상추의 성분 95% 정도가 수분으로 되어있어서 변이 딱딱하게 굳어지는 것을 막아주고 변의 양도 늘려준다. 그래서 변비 해소 효과는 물론 장내 환경 개선에도 큰 도움이 된다. 식이섬유가 유산균을 길러주는 역할도 한다.

피부 건강 개선

상추에는 풍부한 수분뿐만 아니라 비타민A, C가 다량 함유되어 있다. 수분과 비타민A는 세포 재생을 도와서 거칠어진 피부를 회복하는데 중요한 영양분이다. 비타민C는 뛰어난 항산화 작용으로 노화를 촉진하는 활성산소를 제거한다. 수분이 피부의 건조를 막아주고, 비타민A가 피부세포의 재생을 돕고, 비타민C가 피부의 산화를 방지하는 것이다. 상추를 많이 먹고 윤기 있고 탄력 있는 피부 만들기를 권한다.

수면 장애와 운동

잠을 깊이 자기 위해서는 운동을 하여 몸을 힘들게 해주어야 한다. 그래야 혈액순환이 되고 뇌신경이 수면 상태로 전환될 수 있다. 반신욕도 수면 장애에 도움이 된다. 반신욕은 그 어떤 약물보다 혈액순환을 더 많이 활성화한다. 반신욕을 매일 할 필요는 없고 2~3일에 한 번씩만 해주어도 효과가 있다.

잠자기 전에 폼롤러를 이용해 체조하는 것도 추천한다. 잠이 잘 오지 않으면 척추 마사지를 해보기를 권한다. 폼롤러 사용 방법은 유튜브, 네이버, 구글에 검색하면 많이 나온다.

상추를 매일 먹으면 무슨 일이 생길까?

❶ 피로 개선: 비타민B군이 풍부

❷ 골다공증 개선

❸ 임산부의 빈혈 예방, 모유의 양을 늘린다

❹ 대장염 완화: 엽산

❺ 불면증 완화: 상추의 잎줄기에서 나오는 락투카리움

❻ 눈 신경 보호: 루테인 성분과 비타민A

❼ 다이어트 효과

❽ 피부 건강 개선: 수분, 비타민A, C

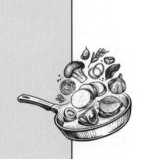

천연 발효식초를 하루 3잔씩 마시면 성인병을 치료한다

우리 속담에 '내 몸이 천 냥이면 간이 구백 냥' 이라는 말이 있다. 원래는 간이 아니라 눈이 구 백 냥인데, 한방에서는 눈이 간과 밀접하게 연결 되어 있다고 보기 때문이다. 그만큼 간은 건강을 좌우하는 중요한 장기다. 간은 우리 몸에서 500 가지가 넘는 일을 처리한다. 우리 몸에 흡수된 영양분을 가공하고, 처리하고, 저장하고, 해로운 물질과 독소를 해독하는 간을 인체의 화학공장 또는 청소부라고 부른다.

식초는 유기산 중 하나인 초산이 주성분이다

한의학에서 오미(五味) 즉 다섯 가지 맛과 장기의 궁합을 말할 때 신맛은 간과 연결된다. 그런 점에서 식초는 간의 건강과 직결되어 있다. 식초는 현대인의 최고 관심거리 중 하나인 다이어트는 물론 여러 가지 질병 특히 다양한 성인병 예방과 치료에 큰 도움을 주는 식품이다. 식초의 원료는 당분인데 그만큼 식초가 될 수 있는 재료가 흔하다는 것이다. 전 세계적으로 약 4,000가지 이상의 식초가 만들어지고 있다.

산성물질에는 광물계에서 얻어지는 무기산과 동식물계에서 얻어지는 유기산이 있다. 무기산은 인체에 해로운 독극물에 가까워서 식품이 될 수 없다. 반면에 유기산은 각종 아미노산, 구연산, 사과산, 호박산, 주석산 등 60여 가지가 넘는다. 유기물인 당분을 원료로 만들어지는 식초는 유기산 중 하나인 초산이 주성분이다. 초산의 주요 기능은 살균, 해독, 분해, 보존으로서 이러한 초산의 기능이 간의 주요 기능과 대부분 겹친다. 그래서 식초를 꾸준히 먹으면 간이 해야 할 일을 많이 덜어줄 수 있다.

Tip 초산의 주요 기능

채소나 과일을 식초와 함께 먹게 되면 식초의 초산이 비타민을 파괴하는 균을 죽여서 채소나 과일의 비타민을 보존한다. 초산은 분해 및 해독작용도 한다. 예를 들어 부신피질호르몬은 우리 몸에 쌓인 스트레스나 어혈을 해소하는 기능이 있다. 초산이 부신피질호르몬의 재료가 된다. 그래서 식초를 마시면 부신피질호르몬이 잘 만들어져서 스트레스 해소와 어혈 제거에 좋은 것이다.

식초가 성인병에 미치는 영향

간 기능 개선

식초는 간 건강에 좋은 음식이다. 간은 영양분 및 호르몬 대사에 깊이 관여하는 장기다. 간이 약해지면 이러한 기능이 위축되어 피로물질이 누적되고, 배출에도 문제가 생기면서 만성피로가 온다. 노폐물의 누적은 결국 간에 무리를 주고 지방간으로 이어지게 된다. 그래서 간 기능을 활성화하는 식초를 꾸준히 섭취하면 간 기능 저하를 예방하고 치료하는 데 큰 도움이 된다.

이뇨 작용으로 수독을 제거하고 혈압을 낮춘다

나이가 들수록 신경 써야 할 것 중의 하나가 혈압이다. 고혈압의 원인은 다양하지만 그중에서 과도한 지방 섭취 혹은 지방 분해 기능 저하 문제 때문에 발생하는 경우가 많다. 식초는 지방 합성을 방해하여 고혈압을 예방하거나 치료하는 데 도움을 준다. 앞에서 언급했듯이 식초는 당 대사를 촉진하여 당이 지방으로 합성 저장되는 것을 막아준다. 또한 혈중 콜레스테롤 수치에 영향을 주는 중성지방의 수치를 낮추는 역할도 한다. 게다가 식초의 신맛이 짠맛에 대한 욕구를 떨어뜨려 식초를 넣은 음식을 즐겨 먹게 되면 염분 섭취를 줄여 고혈압에 도움이 된다. 이 밖에도 식초는 이뇨 작용이 강하여 이뇨로 수독을 제거하고 혈압을 낮춘다.

고혈압이 생기면 따라오게 될 가능성이 높은 질병이 동맥경화다. 동맥경화증을 예방하는 데 식초가 좋다. 식초가 혈관 근육의 탄력을 유지하도록 돕기 때문이다. 그래서 식초를 꾸준히 복용하면 혈관 노화를 방지하여 동맥경화를 예방할 수 있다.

당 대사를 촉진해서 혈당을 내린다

먹을 것이 풍부한 현대인은 당뇨를 늘 신경 써야 한다. 식초는 당뇨로부터 우리 몸을 지킬 수 있도록 도와준다. 당뇨로부터 자유로워지려면 우리 몸에 들어온 탄수화물과 지방의 에너지대사가 균형이 맞아야 한다. 식초는 소화효소 분비와 당 대사를 촉진하는 역할을 통해 혈당을 낮추는 데 효과적이다.

소화효소 분비를 촉진한다

식초는 고혈압, 당뇨 같은 성인병 외에도 다양한 질병의 예방과 치료에 뛰어나다. 소화가 잘되지 않는 위장병이 있는 경우에도 식초가 도움이 된다. 식초가 위액 분비를 촉진하여 소화를 돕는 역할을 하기 때문이다. 또한 살균 작용이 강해 헬리코박터 같은 위장 내 유해 세균의 번식을 막아준다. 다만, 위벽이 얇아져 있거나 위궤양이 있어서 속 쓰림과 복통이 있는 사람은 식초를 삼가는 것이 좋다. 특히 공복에 식초 마시는 것을 피해야 한다. 식초를 복용하고 싶을 때는 반드시 식후에 물과 최대한 희석해서 최소한으로 마시는 것을 추천한다.

항염증과 이뇨 작용

식초는 항염증 및 이뇨 작용을 도와 우리 몸의 노폐물 배출이 원활하게 한다. 즉, 신장병 예방과 치료에 도움이 된다. 신장은 집으로 말하면 하수 시설에 해당한다. 신장에 이상이 생긴다는 것은 우리 몸에서 생성되는 노폐물 배출이 제대로 되지 않는 것이다. 마치 집의 하수구가 막혀 더러운 오물이 역류하는 것과 같은 현상이다. 그래서 부종이 생기거나, 독소 역류로 인한 여러 가지 문제가 생길 수 있다. 해독 기능이 우수한 식초를 꾸준히 섭취하면 신장병 예방에 도움이 된다.

다이어트 효과

식초에 풍부하게 들어있는 펙틴은 장운동을 촉진하고 유산균의 먹이가 되어 장내 유익균을 증가시킨다. 그래서 식초는 변비나 설사 예방에도 좋은 식품이다. 앞에서 식초가 탄수화물이 지방으로 변하는 것을 막아주고 지방 분해에도 관여한다고 했는데, 그런 이유로 식초는 비만 예방과 떼려야 뗄 수 없는 관계에 있고 다이어트 식품의 대명사라 할 수 있다. 식초를 꾸준히 섭취하면 체지방이 빠르게 빠지는 것을 체험할 수 있다.

또한 식초는 칼슘 흡수를 돕는다. 칼슘은 골다공증에 좋을 뿐만 아니라 스트레스로 인해 예민해진 신경을 안정시키는 작용도 한다. 그래서 칼슘이 부족하면 불면증이 생긴다. 식초를 잠들기 1시간 전에 마그네슘과 함께 먹으면 불면증 예방에 더욱 좋다. 이 밖에도 식초에 풍부한 유기산은 근육을 유연하게 하여 요통과 다양한 근육통의 예방과 치료에 도움이 된다. 식초의 해독작용은 기미나 피부 트러블을 제거하는 데도 탁월하다.

천연 발효식초가 좋다

식초는 발효 방법에 따라 합성식초와 발효식초로 크게 나눌 수 있다. 1) 합성식초는 빙초산을 말하는데, 석유를 원료로 합성한다. 식용으로 사용되기도 하지만, 건강을 위해 복용할 때는 제외하는 것이 좋다. 2) 발효식초는 다시 두 가지로 구분된다. 식품 공장에서 만들어진 양조식초와 천연 발효식초로 나눌 수 있다. 둘 다 양조식초이긴 하지만 차이가 있다. 공장에서 만들어진 양조식초는 당분을 발효하여 알코올을 만드는 과정을 생략하고 이미 만들어진 알코올인 주정을 사용하여 식초를 만든다. 이렇게 만들어진 식초에는 아무런 영양분이 없고 순수한 식초일 뿐이다. 하지만 천연 발효한 양조식초는 1차 알코올발효와 2차 초산발효를 모두 거치면서 많은 생리활성물질이 생성된다. 이때 생성되는 생리활성물질이 항산화 작용, 해독작용, 면역기능 증강 작용, 호르몬 조절작용, 항균 또는 항바이러스 작용을 통해 노화를 지연시키거나 각종 성인병을 예방하는 것으로 알려져 있다. 그래서 건강과 관련된 목적을 가지고 식초를 복용할 때는 반드시 천연 발효식초를 먹는 것이 좋다.

과용하면 역효과

식초는 산성이 강하여 과용하면 오히려 역효과가 날 수 있다. 하루 10~20ml를 500cc 이상의 충분한 물에 희석하여 최소한의 양을 2~3차례 나누어 마시는 것이 좋다. 위장이 약한 사람은 공복에 마시지 말고 식간이나 식후에 복용할 것을 권한다.

식초를 하루 3잔씩 마시면 무슨 일이 생길까?

❶ 식초는 유기산 중 하나인 초산이 주성분이다

❷ 간 기능 개선

❸ 이뇨 작용으로 수독을 제거하고 혈압을 낮춘다

❹ 소화효소 분비를 촉진하고, 당 대사를 촉진해서 혈당을 내린다

❺ 항염증 작용

❻ 다이어트 효과

❼ 천연 발효식초가 좋다

❽ 식초는 최대한 묽게 최소한의 양을 복용하는 것이 좋다

혈관 건강에 최고인
양파·사과·피칸 주스

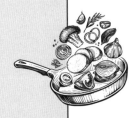

날씨가 추워지면 혈관질환 특히 뇌혈관 질환이 발병하기 쉬워서 혈액순환이 잘되지 않는 노인이나 고혈압, 고지혈증이 있는 사람은 더욱 조심해야 한다. 혈관은 우리 몸에서 중요하다. 기본적으로 혈관은 체내의 장기들에 혈액을 운반하여 영양분을 공급하고 노폐물을 수거한다. 만약 혈관이 건강하지 않으면 체내의 모든 장기가 혈액을 통해 영양분을 공급받지 못하므로 제대로 기능하기가 어렵다. 혈관이 좁아지거나 염증이 생기고, 이에 따라 혈류가 감소하거나 완전히 차단되는 등의 이상 증세를 '혈관질환'이라고 한다.

혈관질환이 생기면 무서운 점

혈관질환이 무서운 이유는 어느 한 곳만 아픈 것이 아니기 때문이다. 혈관은 체내의 모든 장기에 혈액과 영양분을 공급하기 위해 우리 몸 구석구석까지 퍼져 있다. 그래서 한 부위의 혈관에 병이 생기면 몸 안의 다른 혈관들도 병이 들게 된다. 혈관과 직결된 병은 중풍, 협심증, 심근경색, 혈관성 치매 등이다. 예를 들어, 협심증으로 치료받은 환자가 나중에 중풍이 생기거나, 또는 중풍에 걸리고 심장마비로 사망하게 된다.

우리나라 3대 사망 원인 중 하나이면서 심뇌혈관 질환에 속하는 뇌졸중과 심장질환은 특히 중년이 되면 발병률이 높아진다. 최근에는 고혈압, 비만, 당뇨병과 같은 만성질환이 발생하는 연령이 점차 낮아지면서 청년들까지도 뇌졸중과 심장질환의 위험이 증가하고 있다. 그래서 남녀노소 할 것 없이 혈관 건강을 챙겨야 한다.

혈관 건강에 좋은 음식

양파는 혈관 청소부

양파는 혈관 청소부라고 불릴 정도로 혈액 건강에 좋은 성분이 포함되어 있다. 양파에 함유된 퀘르세틴은 혈관벽의 손상을 막을 뿐만 아니라 나쁜 콜레스테롤인 LDL의 농도와 혈압을 낮춘다. 퀘르세틴은 양파 껍질에 많이 들어있다.

또한 양파의 매운맛을 내는 유화아릴은 혈관을 확장하는 데 도움을 준다. 양파를 까다 보면 눈물이 절로 나게 되는데, 이렇게 양파의 매운맛을 내는 성분이 유화아릴 성분이다. 유화아릴은 양파에만 있는 것이 아니라 마늘에도 들어있다. 유화아릴은 특히 혈액순환을 도와서 심혈관질환에 큰 도움이 된다. 유화아릴은 휘발성이 강하여 열을 가하면 대부분 사라진다. 그래서 양파와 마늘을 익히면 매운맛이 사라지는 것이다.

양파는 콜레스테롤 수치를 떨어뜨리는 효과가 크고 혈관을 확장하기 때문에 고혈압에도 좋다. 혈관을 확장하고 콜레스테롤 수치를 낮추면 혈액이 맑아지고 혈관이 튼튼해진다.

양파는 생양파를 먹는 것이 가장 좋지만, 영양 성분이 열에 강하기 때문에 끓이거나 튀겨도 영양분의 손실이 크지 않다. 퀘르세틴은 열에 강하고, 유화아릴은 열에 약한 특성이 있다.

> **Tip** 양파에 들어있는 성분
>
> 알리신은 유해균의 증식을 억제하고 혈당 수치를 감소시킨다. 또한 혈소판이 엉기는 것을 방지하므로 혈관 내 섬유소의 용해 작용을 도와서 혈전이나 뇌졸중 위험을 감소시키는 데 도움이 된다. 또한 양파의 크롬 성분은 인슐린의 활성을 촉진해서 혈당조절을 하는데, 당뇨병 예방과 관리에 효과가 있다.

동맥경화를 예방하는 사과

사과는 아침에 먹으면 '금사과', 저녁에 먹으면 '독사과'라고 한다. 하지만 이것은 사실이 아니다. 사과는 저녁에 먹어도 몸에 좋고, 저녁에 먹은 사과는 장을 청소하는 역할을 하여 아침에 쾌변을 보게 해준다. 그래서 필자는 저녁에 먹는 사과를 '장을 청소하는 똥 사과'라고 부른다. 장이 좀 약한 사람의 경우에는 저녁에 사과를 먹고 아침에 변을 보면 변이 묽어지거나 변에 사과가 그대로 나온다고 하소연하는데 이것도 꼭 나쁜 것은 아니다. 사과에는 다량의 식이섬유가 함유되어 있어서 소화 흡수가 되지 않는다. 장이 튼튼한 사람은 대변에 섞여서 덩어리로 나오기 때문에 문제가 없다. 그러나 장이 약한 사람은 대부분 변이 풀어져서 나오기 때문에 사과가 소화되지 않은 상태 그대로 변으로 나온 것을 보게 되는 것이다. 이렇게 소화되지 않는 사과 알갱이가 장을 청소한다.

사과에 들어있는 식이섬유를 펙틴이라고 한다. 펙틴은 혈관에 쌓인 악성 콜레스테롤의 배설을 촉진하고, 칼륨이 풍부해서 급격한 혈압상승을 막는다. 혈관이 딱딱해지고 좁아지는 동맥경화 예방에도 도움이 된다. 또한 사과에 들어있는 클로로겐산 성분이 콜레스테롤을 줄여준다.

사과는 다이어트에도 좋은 음식이다. 브라질 리우데자네이루 주립대학 연구팀에 따르면 과체중의 여성을 대상으로 매일 사과 300g을 섭취시켰더니 과일 대신 다른 음식을 먹은 사람들보다 체중 감소가 더 많았다고 한다. 영국 킹스대학과 사우스햄튼 대학교의 연구에 따르면 일주일에 적어도 2개 정도의 사과를 먹은 사람은 그렇지 않은 사람보다 천식 발생 위험이 약 22~23% 낮아졌다. 사과에는 호흡기질환을 감소시키고 폐 기능을 강화하는 효능이 있다.

견과류의 여왕 피칸

피칸파이를 만들 때 재료가 되는 피칸은 호두와 비슷하게 생겼다. 피칸은 '견과류의 여왕'이라고 불리며, 불포화지방산이 풍부해서 동맥경화증을 예방한다. 비타민E와 섬유질도 풍부해서 뇌세포를 활성화하고 혈중 콜레스테롤 수치를 낮춘다.

피칸은 풍부한 칼륨 덕분에 체내에 쌓인 나트륨 배출을 도와준다. 피칸 속에는 뇌신경 발달에 중요한 엽산이 풍부하다. 호두보다 2배나 많다. 어린아이들의 두뇌 발달에 좋은 비타민B군의 함량도 높다. 그래서 뇌신경을 안정시키고 집중력을 향상하는 데 도움이 된다.

또한 피칸은 면역력 강화에도 도움이 되는데, 그 이유는 아연이 풍부하기 때문이다. 그래서 피로 개선과 인체 전반의 대사 작용을 개선하는 효능이 있다.

양파·사과·피칸 주스 만드는 법

양파 100g, 사과 50g, 피칸 25g, 그리고 물 250ml를 준비한다. 양파와 사과를 깨끗하게 씻어서 잘게 자른다. 사과는 껍질째 준비해도 무방하다. 피칸도 흐르는 물에 깨끗하게 씻는다. 이 재료들을 모두 믹서에 넣어 잘게 갈아준다. 그러면 '양파·사과·피칸 주스' 완성이다. 이 주스를 하루에 한 컵씩 7일 동안 마셔보면 몸이 변하는 것을 느낄 수 있다. 단, 너무 늦은 밤이나 아침 공복에 마시는 것은 피하자. 속이 쓰리거나 소화장애가 생길 수도 있기 때문이다. 일주일 복용하고 몸에 무리가 없으면 계속 마시면 된다. 양파 때문에 약간 불편하면 2~3일 쉬었다 마셔도 상관없다. 양파의 매운맛, 사과의 달달한 맛, 피칸의 고소한 맛이 입맛에 딱 들어맞을 것이다.

혈관 건강에 최고인 음식

❶ 혈관질환은 전신 질환이다

❷ 양파는 혈관 청소부

❸ 사과: 식이섬유 펙틴이 동맥경화 예방

❹ 피칸: 불포화지방산이 동맥경화증 예방, 비타민E와 섬유질이 뇌세포 활성화

❺ 양파·사과·피칸 주스

부종, 염증을 예방하는 호박

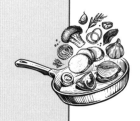

"잠자고 아침에 일어나면 유독 심하게 붓는다." "물만 먹어도 붓는다"고 말하는 사람은 크게 두 가지 이유 때문이다.

첫째, 어딘가에 염증이 생겨서 붓는 염증성 부종이다.

둘째, 체액이 몸의 어딘가에 누출되어 차오르는 부종이다.

만병의 원인 부종은 왜 생길까?

1) 염증성 부종은 우리 몸에 상처가 나거나 세균, 바이러스 등에 감염되면 면역 반응이 일어날 때 발생한다. 이때 손상된 조직이나 감염된 부위를 고치기 위해 면역세포들이 혈액을 타고 와서 혈액이 모이기 때문에 그 부분이 붓게 된다. 예를 들어 방망이에 엉덩이를 맞으면 엉덩이가 빨갛게 되면서 부어오른다. 그것은 상처 난 엉덩이를 수리하려고 피가 모여서 그런 것이다. 이렇게 상처가 나거나 감염이 생겨서 부종이 생긴 경우는 원인 치료를 해야 한다. 항염증 효능이 있는 약물을 처방받아 먹어야 한다.

2) 체액이 잘 흐르지 못하고 머물러서 국소적으로 혹은 전신적으로 누적된 부종은 신장에 문제가 있거나, 간 또는 혈압에 문제가 있어서 생긴다. 주로 정수압과 삼투압의 균형이 무너졌기 때문이다. 정수압은 혈관에서 혈관 밖으로 가해지는 수압이다. 혈압이 높으면 혈관 속의 혈액이 조직으로 누출되면서 부종이 생긴다. 삼투압은 반대로 조직에 있는 체액이 혈관 속으로 들어가려고 하는 압력이다. 혈관 내의 단백질이 부족하거나 조직 내의 염분이 증가하면 체액이 혈액 속으로 들어가지 못하고 체액이 증가해서 부종이 생긴다. 쉽게 말해서 혈액순환이 잘되지 않을 때 이런 일이 발생한다. 심장에서 나온 피가 동맥을 타고 조직으로 왔다가 다시 정맥을 타고 심장으로 돌아가야 하는데 그것이 원활하지 않은 것이다.

음식으로 치료 가능한 부종

음식으로 치료할 수 있는 부종은 두 번째 원인인 혈액순환이 잘되지 않는 경우다. 염증이 생겼거나 신장이나 간 기능의 이상으로 발생하는 부종은 병원이나 한의원을 찾아가야 한다. 부종은 사실 만병의 근원이라고 할 수 있다. 사람이 살아갈 수 있는 것은 혈액이 돌기 때문인데 부종이 생겼다는 것은 뭔가 순환에 문제가 생긴 것을 의미한다. 혈액순환에 문제가 생기면 2차적으로 모든 질병이 발생할 수 있다. 부종이 있으면 림프순환이 지체되면서 몸에 노폐물이 쌓여서 신진대사 기능이 떨어지고, 결과적으로 몸이 전보다 더 잘 붓고 살도 빨리 찌는 악순환이 반복된다.

사실 부종이 생기는 원인은 혈액순환이 잘되지 않는 것부터 과도한 염분 섭취, 갑상샘기능저하증 등과 같은 여러 가지 질환 때문이다. 기저질환으로 인한 부종은 반드시 원인에 맞게 치료해야 하지만 대부분의 부종은 일반적인 생활 습관만 고쳐도 해결할 수 있다.

부종을 일으키는 여러 원인 중 가장 대표적인 것은 이뇨 작용과 관계가 있는데 항이뇨호르몬의 활동 때문이다. 항이뇨호르몬은 소변을 배출하지 않게 하는 호르몬이다. 잠자기 전에 수분을 많이 섭취하면 자는 동안 항이뇨호르몬이 분비되어 다음날 손이나 얼굴이 붓기 쉽다. 또한 스트레스를 받으면 뇌하수체에서 항이뇨호르몬이 분비되어 수분이 원활히 배출되지 못한다.

호박의 효능

조선시대에 호박은 스님들이 먹는 채소라고 하여 '승소'라고 불렸다. 그러나 호박의 맛과 효능이 뛰어나서 점점 양반들도 즐기는 대중적인 음식으로 발전했다. 오랜 유배 생활로 심신이 지쳐 있던 다산 정약용 선생도 기력 회복을 위해 단호박죽을 즐겨 먹었다고 한다.

호박은 종류가 다양하다. 애호박, 단호박, 늙은 호박(둥근 호박) 등이 있다. 단호박은 은은한 단맛이 있어서 각종 요리에 활용되고 다이어트 식품으로도 사랑받는다. 푹 삶아내거나 찌면 식감이 부드러워 어린아이, 중장년층 할 것 없이 모두 좋아한다. 늙은 호박은 둥근 호박으로 호박죽에 주로 사용한다. 둥글넓적하고 주름이 많고, 노란빛의 껍질을 가진 채소다.

호박은 체중조절에 도움이 되는 음식으로 다이어트 식단에 자주 등장한다. 포만감이 커서 허기를 달래기에도 좋다. 식단에서 밥이나 면 같은 탄수화물의 양을 줄이고 호박 요리로 대체하면 체중 감량의 효과를 볼 수 있다.

호박은 혈액순환 문제로 발생하는 부종을 예방한다

혈액순환이 잘되지 않아서 발생하는 부종을 예방하는 식품 중 대표적인 것이 호박이다. 호박즙이나 호박죽을 섭취하면 소변을 자주 보게 되는데 그 이유는 호박이 항이뇨호르몬의 분비를 억제해 체내의 이뇨 작용을 촉진하기 때문이다. 즉 호박을 섭취하면 체내에 머물면서 부기의 원인이 되는 수분이 밖으로 배출되도록 한다.

항염증 효과

비만할수록 만성염증이 더 쉽게 생긴다. 비만한 사람은 정상 체중인 사람과 달리 지방조직에서 염증을 일으키는 아디포사이토카인이 증가하게 된다. 또한 비만한 사람의 지방조직은 각각의 지방세포의 크기가 커서 혈액순환이 감소하고 부분적으로 산소가 부족해지는 저산소환경이 되기 쉽다. 그 결과 인체 조직에 산화스트레스가 증가하고 염증이 잘 발생한다. 그래서 정상 체중인 사람보다 과체중인 사람에게서 만성염증이 쉽게 발생하는 것이다.

호박에 풍부한 칼륨과 펙틴 성분이 강력한 이뇨 작용으로 체내에 쌓인 나트륨과 노폐물을 제거한다. 그래서 비만한 사람의 만성염증을 개선하는데 호박이 좋다. 또 호박은 식이섬유가 풍부하여 배변 활동을 원활하게 해주고 몸속에 있는 독소 배출을 도와준다.

베타카로틴이 암세포가 생기는 것을 예방

호박에 들어있는 베타카로틴은 유전자 돌연변이로 인해 암세포가 생기는 것을 예방한다. 베타카로틴의 항산화 작용으로 피로를 유발하는 활성산소를 제거해 주기 때문에 피로감을 자주 느끼는 현대인에게 호박은 아주 좋은 식품이다. 호박은 면역력을 회복하는 효과도 있어서 감기와 같은 호흡기질환 예방에도 도움이 된다.

베타카로틴의 함량은 단호박이 늙은 호박보다 훨씬 높다. 단호박에 비타민A가 더 풍부하기 때문이다. 그런데 늙은 호박을 뜨거운 물에 데치면 베타카로틴의 함량이 20배가량 증가한다. 그래서 단호박이든 늙은 호박이든 아무것이나 먹어도 베타카로틴의 항산화 효과를 충분히 볼 수 있다. 베타카로틴은 콜레스테롤 수치를 낮추고 독성 물질을 제거해서 면역력을 높이는 효능이 있다. 또한 베타카로틴은 혈전 생성을 막아서 심근경색의 위험도 낮춰준다.

섬유질이 풍부해서 당뇨에 좋다

호박은 당뇨에도 좋다고 알려져 있다. 호박에는 섬유질이 풍부해서 혈당이 빠르게 올라가는 것을 막아준다. 앞에서 설명했듯 호박은 비만 개선에도 도움이 된다. 다만, 단호박은 당도가 조금 높아서 혈당 개선을 목적으로 호박을 먹을 때는 늙은 호박을 선택하는 것이 더 바람직하다. 비만은 당뇨뿐만 아니라 만성염증에도 좋지 않고 또 만성염증은 만병의 원인이다. 그래서 평소 살찌는 음식 대신 단호박이나 늙은 호박 같은 건강한 채소를 섭취하면 몸속의 지방을 적정 비율로 유지하여 비만을 예방할 수 있다.

Tip 과체중, 비만한 사람들의 특징

과체중인 사람들은 대개 인슐린 저항성이 높다. 인슐린이 혈액 속의 당분을 근육 세포로 이동하는 것을 방해한다. 또 과체중인 사람들의 지방조직은 크기가 커져 있다. 지방조직이 커지면 아디포넥틴의 분비가 감소한다. 아디포넥틴은 아디포사이토카인의 일종이다. 지방조직에서 분비되는 호르몬 같은 것이다. 아디포사이토카인은 혈액을 타고 온몸을 돌면서 인슐린 저항성과 에너지대사를 조절한다. 아디포넥틴이 중요한 이유는 인슐린 저항성을 개선하고 지방의 연소를 촉진하기 때문이다. 아디포넥틴은 지방세포의 크기가 작을수록 더 많이 분비되므로 체중을 줄이는 것이 중요하다. 체중을 줄여야 아디포넥틴의 분비가 증가한다.

심혈관질환 예방

호박은 심혈관질환을 예방하고 혈관이 손상되는 것을 방지한다. 강력한 항산화 성분으로 노화를 방지해준다. 또한 호박에 풍부한 펙틴 성분이 위점막을 보호해 주기 때문에 평소에 속이 자주 불편한 사람에게도 도움이 된다. 위염과 위궤양을 예방하는 효과도 있어서 적정량을 꾸준히 섭취하면 좋다.

좋은 호박을 고르는 법

단호박을 고를 때는 겉에 상처나 곰팡이가 없고 깨끗하면서 윤기가 나는 것이 좋다. 손으로 들어봤을 때 묵직할수록 좋은 단호박이다. 구입하고 바로 먹는 것보다 일정 시간 후숙시켜서 먹으면 단맛이 더 증가한다. 꼭지 부분이 초록색이면 후숙이 덜된 것이고 꼭지 부분이 마른 상태이면 후숙이 잘된 것이다.

늙은 호박은 표면의 골이 깊고 꼭지가 움푹 들어간 것, 껍질이 노랗고 윤기가 흐르고 단단한 것, 하얀 가루가 생긴 것을 고르면 된다.

간식으로 과자, 라면, 치킨을 먹던 사람은 처음에는 호박이 별로 맛이 없을 것이다. 그러나 찐 호박이나 호박 샐러드, 호박즙, 호박죽, 호박 주스 같은 건강 간식은 오래 먹어야 맛이 난다. 식습관도 습관이기 때문이다.

호박의 효능

❶ 만병의 원인 부종을 예방한다

❷ 항염증 효과: 칼륨과 펙틴 성분이 체내에 쌓인 나트륨과 노폐물을 제거

❸ 항암 효과: 베타카로틴

❹ 당뇨병 예방: 섬유질 풍부

❺ 심혈관질환 예방: 혈관 손상 방지

2장

암세포를 파괴하는 항암식

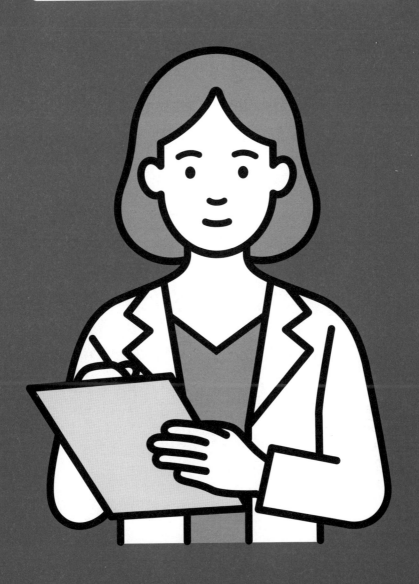

이런 음식에서
발암물질이 나온다

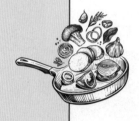

암환자의 고통은 말로 다 표현할 수가 없다. 자신뿐만 아니라 가족을 모두 슬픔과 고통에 빠뜨리게 하는 병이 바로 암이다. 세계보건기구(WHO)는 생활양식이 바뀌지 않는 한 암 발생 건수가 2018년 연 1,800만 건에서 2040년 연 2,950만 건으로 늘어날 것이라고 경고한다. 암은 각 나라의 인구 구성과 경제 상황에 따라 발병률과 사망률에 큰 차이를 보인다. 주로 소득 수준이 높은 선진국일수록 암 발생률이 더 높다. 우리나라도 사망원인 1위가 암이다. 암으로 인한 사망률이 전체 사망 원인 중 약 26%를 차지하고 있다.

암은 침묵의 병이다

보건 통계자료에 따르면 한국인에게 많이 발병하는 위암, 폐암, 간암, 대장암, 유방암은 짠 음식과 고지방식을 하고, 섬유질을 적게 먹기 때문이라고 한다. 열량 과다 섭취로 인한 비만도 주요 원인 중 하나다. 암은 오랜 기간 암 유발 환경에 노출되어 나타나는 침묵의 병이다. 그만큼 올바른 식습관 형성과 개선이 중요하다.

암을 유발하는 최악의 음식

육가공 식품은 가공 과정에서 암물질 생성

햄, 소시지, 베이컨 같은 육가공 식품은 1군 발암물질이다. 세계암연구기금과 미국암연구소가 낸 보고서에 따르면 '가공육 섭취는 대장암의 위험을 높이는 확실한 위험 요인'이라고 경고하고 있다. 육류의 가공을 위한 고온 조리 및 훈제 과정에서 많은 첨가물이 들어간다. 그 과정에서 엔니트로소 화합물, 헤테로사이클릭 아민, 벤조피렌 같은 발암물질이 만들어진다. 이 발암물질들이 세포 손상을 유발한다. 그래서 정상세포에 돌연변이가 생기고 암으로 발전한다. 고기는 되도록 가공육 대신 신선한 생고기를 먹을 것을 권한다.

젓갈은 1군 발암물질이다

식탁 위에 차려진 젓갈은 짭조름하고 맛있어서 밥도둑이라고 부른다. 하지만 소금이 많이 들어있는 젓갈은 1군 발암물질이다. 소금 자체는 1군 발암물질이 아니지만 젓갈 속 단백질과 소금의 아질산염이 만나면 니트로사민이라는 발암물질이 만들어진다. 고기 특유의 맛과 색을 내기 위해 사용하는 방부제인 아질산나트륨이 조리 과정에서 아민 단백질과 결합하면 발암물질인 니트로사민이 생긴다. 아질산나트륨 자체는 발암물질이 아니고 니트로사민이 발암물질이다. 젓갈은 되도록 먹지 않기를 당부한다.

튀긴 음식은 아크릴아마이드라는 발암성 물질 함유

신발도 튀기면 맛있다는 말이 있을 정도로 튀긴 음식은 맛의 제왕이다. 하지만 건강 면에서는 빵점짜리 음식이다. 튀긴 음식에는 식품이 고온에 노출될 때 형성되는 아크릴아마이드라는 발암성 물질이 많이 함유되어 있다. 아크릴아마이드는 120도 이상 온도로 식품을 장시간 가열할 때 자연적으로 생성되는 유해물질이다. 그뿐만 아니라 고온에서 튀김 요리를 하면 암 위험을 증가시키는 헤테로사이클릭 아민과 다환방향족탄화수소로 알려진 화합물도 나올 수 있다. 헤테로사이클릭 아민은 돼지고기, 닭고기, 생선을 고온에서 튀길 때 생성된다. 따라서 암 예방을 위해서는 튀김 요리를 삼가야 한다. 굳이 튀김 요리를 먹고 싶다면, 조리 시 생성되는 발암물질인 아크릴아마이드를 억제하기 위해 지나치게 높은 온도에서 가열하지 않는 것이 낫다.

식품의약품안전처에 따르면 튀김 온도는 120도를 넘지 않고, 오븐을 이용할 때도 200도를 넘지 않게 하는 것이 좋다고 한다. 감자는 황금색이 날 정도로만 튀기거나 굽고, 갈색으로 변하지 않게 해야 한다.

육류는 조리 시간을 최소화하는 것이 좋다. 건강을 위해서 튀김보다는 찌거나 삶아 먹을 것을 권한다. 끓는 물은 100도가 넘지 않기 때문에 발암물질인 아크릴아마이드가 발생하지 않는다.

군고구마는 암 유발물질 생성

군고구마는 입에서 살살 녹을 정도로 맛있지만 조심해야 할 것이 있다. 뜨거운 열을 받아 겉이 검은색으로 변할 정도로 탄 고구마는 암 유발물질 아크릴아마이드가 생성되므로 반드시 탄 부분을 제거하고 먹어야 한다. 또 다른 문제는 고구마를 연탄으로 구울 때 발생한다. 연탄에 고구마를 굽게 되면 이산화황과 삼산화황 그리고 연탄 속 중금속이 고구마를 오염시킬 수 있다. 또 연탄불에 구워서 먹는 것은 유해가스의 문제도 있다. 연탄은 불완전 연소가 된 유해가스가 많이 나오기 때문에 되도록 피해야 한다.

뜨거운 음료는 식도암에 걸릴 확률 2배 상승

'뜨거운 음료가 왜 암을 유발하지?'라고 의아해하는 사람들이 있을 텐데, 뜨거운 음료는 사실 2급 발암물질이다. 뜨거운 음료를 먹으면 식도암에 걸릴 확률이 2배 상승한다. 뜨거운 음료가 식도 세포에 물리적, 화학적 손상을 주기 때문이다. 반복적으로 염증이 생기고 손상이 되고 재생되는 과정에서 돌연변이 세포가 발생할 확률이 높아진다. 여기서 뜨거운 것의 기준 온도는 65℃다. 팔팔 끓인 차나 커피는 곧바로 마시지 말고 호호 불어서 혹은 조금만 기다렸다가 먹는 지혜를 발휘하길 권한다.

암을 유발하는 최악의 음식

❶ 식습관 개선: 올바른 식습관이 가장 좋은 암 예방법

❷ 육가공 식품: 가공 과정에서 엔니트로소 화합물, 헤테로사이클릭 아민, 벤조 피렌 등 발암물질 발생

❸ 젓갈: 발암물질 니트로사민

❹ 튀긴 음식: 발암물질 헤테로사이클릭 아민 생성

❺ 군고구마: 발암물질 아크릴아마이드 생성

❻ 뜨거운 음료: 65℃ 이상의 뜨거운 음료는 2급 발암물질

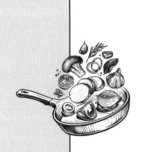

구워 먹으면
암을 유발하는
5가지 대표 음식

현대인의 사망 원인 중 부동의 1위는 암이다. 암 발생의 주원인은 스트레스의 증가, 식생활의 변화인데, 음식을 먹는 방법에 따라 암 발생이 증가할 수 있다. 음식을 굽거나 튀기면 맛과 풍미가 있지만 구워 먹으면 오히려 암을 유발하는 음식들을 주의해야 한다.

구워 먹으면 암을 유발하는 음식

육고기를 바싹 구워 먹으면 전립선암 발생 69% 증가

소고기, 돼지고기, 닭고기 등은 구울 때 헤테로사이클릭 아민이라고 불리는 발암물질이 생성되어 소량만 먹어도 발암의 위험이 증가한다. 유럽 환경발암원학회에서는 고기를 바싹 구워 먹는 사람이 그렇지 않은 사람에 비해서 전립선암 발생이 69% 증가한다고 보고했다. 고기를 높은 온도에서 구우면 벤조피렌이 생성된다. 벤조피렌은 국제암연구소에서 지목하는 대표적인 발암물질이다. 300~600도의 고열처리 과정에서 유기물질이 불완전 연소하면서 생성된다.

고기는 숯불에 구워 먹어야 제맛이라고 하지만 육류를 섭취할 때는 되도록 직접 불에 굽지 않는 것이 바람직하다. 그래도 고기를 구워 먹고 싶다면 숯이나 나무 대신 가스나 전기 그릴을 사용하고, 고기를 태우거나 너무 익히지 않기를 권한다.

> **Tip 숯이 위험하다!**
>
> 세종대학교 환경에너지융합과 김기현 교수는 현재 시판 중인 숯 제품 11가지를 대상으로 성분 조사를 한 결과, 높은 수준의 카드뮴과 납이 검출되었고, 수은과 포름알데히드 등도 다량으로 포함되어 있다고 발표했다. 카드뮴은 뼈를 약하게 만들고 폐암을 유발하며, 납은 신경과 근육을 마비시키는 중금속이다. 메틸수은은 단백질과 결합력이 강하기 때문에 단백질을 변형시켜서 미나마타병 등을 유발한다.

직화구이를 할 때는 기름이 불꽃에 떨어지면서 연기가 올라온다. 이 연기의 주성분은 다환방향족탄화수소로서 기름이 불완전 연소하면서 발생한다. 이 성분이 후두암 위험을 5.2배나 증가시킨다. 다환방향족 탄화수소에 노출된 부모로부터 태어난 아이는 그렇지 않은 아이보다 뇌종양에 걸릴 가능성이 30%나 높다고 한다.

닭고기를 구우면 발암물질 헤테로사이클릭 아민류 10배 증가

육고기 중에서도 닭고기를 구워 먹으면 발암 확률이 가장 높다. 닭고기를 구웠을 때 소고기에 비해서 약 10배 많은 헤테로사이클릭 아민류가 검출되었다. 한 연구에 의하면, 닭고기 양면을 3분 정도만 익혀도 발암물질이 나온다고 한다. 심지어 직화로 구운 닭 다리 한 개는 담배 60개비와 맞먹는 독성을 함유해서 신장과 간에 부담을 준다는 세계보건기구의 연구 결과도 있다.

소시지, 핫도그 같은 가공육

소시지, 핫도그 등과 같은 가공육은 대표적인 발암물질이다. 시중에 판매되는 베이컨이나 소시지류 식품의 90%가 아질산염을 포함하고 있다고 한다. 아질산염은 질소가 환원된 물질인 아질산의 수소가 금속으로 치환된 성분이다. 오랜 기간 복용하면 유방암과 대장암, 전립선암 등을 유발할 수 있다.

가공육은 고온에서 조리되므로 헤테로사이클릭 아민과 다환방향족 탄화수소 같은 발암물질에 노출될 수밖에 없다.

등푸른생선을 구우면 활성산소인 과산화지질 증가

등푸른생선은 오메가3가 풍부하여 혈관을 청소하는 건강식품의 대명사다. 하지만 일부 생선은 구워서 조리하면 오히려 건강을 해칠 수 있다.

오메가3 같은 다불포화지방산을 고온에서 가열하면 과산화지질이 훨씬 많이 생성된다. 과산화지질은 활성산소의 한 종류인데, 산화스트레스를 유발해서 세포 간의 신호를 방해하고 암과 파킨슨병, 알츠하이머치매, 죽상동맥경화, 심부전, 심근경색 등의 원인이 된다.

특히 고등어나 꽁치 같은 생선을 구워서 섭취하면 굽는 과정에서 오메가3 지방산이 과산화지질로 변화되어 혈액순환을 돕는 것이 아니라 오히려 혈액순환에 장애를 가져온다.

후추는 고온에서 발암물질 아크릴아마이드 급증

스테이크나 돼지고기를 요리할 때 잡냄새를 제거하고 맛의 풍미를 더하기 위해서 꼭 뿌리는 것이 후추다. 후추에 함유된 피페린 성분이 침 분비를 증가시키고 소화액 생성을 돕는다. 또한 항암 작용과 항산화 효과로 장내가스를 흡수하고 대장암 세포의 생성을 억제하는 것으로 알려져 있다.

하지만 후추를 고온에 가열해서 요리하면 신경계통에 이상을 일으키고 암을 유발하는 물질이 생성된다. 후추를 120도가 넘는 고온에서 조리하면 2급 발암물질인 아크릴아마이드 함량이 최대 37배 증가한다고 한다. 아크릴아마이드는 신장암과 피부암 등 각종 암을 일으키고 치매나 간질을 유발하는 독성 물질이다.

음식을 삶거나 국을 끓일 때는 100도 이상 온도가 올라가지 않기 때문에 후추를 미리 첨가해도 무방하다. 하지만 직접 불에 굽는 것처럼 고온에서 음식을 조리할 때는 반드시 조리가 다 끝난 후에 후추를 뿌려서 먹기를 권한다.

건강한 삶을 살기 위해서는 음식 선택뿐만 아니라 음식을 조리하는 방법도 중요하다. 좋은 식재료를 적절한 방법으로 조리해서 먹어야 한다. 아는 만큼 질병 없이 살 수 있다.

구워 먹으면 암을 유발하는 대표 음식

❶ 육고기: 발암물질 헤테로사이클릭 아민류, 벤조피렌 함유

❷ 닭고기: 발암물질 헤테로사이클릭 아민류 10배 증가

❸ 가공육: 발암물질 아질산염 함유

❹ 등푸른생선: 구우면 활성산소인 과산화지질 증가

❺ 후추: 고온에서 발암물질 아크릴아마이드 급증

대장암을 유발하는 대표적인 음식과 예방하는 음식

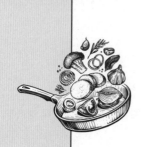

대장암은 세계적으로 발병률이 높은 암 중의 하나다. 중앙암등록본부 자료에 따르면 2020년에 우리나라에서는 총 247,952건의 암이 발생했다. 그중 대장암은 27,877건으로 전체의 11.2%로 3위를 차지했다. 이것은 인구 10만 명당 54.3건으로 남성의 암 중에서는 4위, 여성의 암 중에서는 3위다. 연령대별로는 60대가 26.3%로 가장 많았고 70대가 24.0%, 50대가 20.3%의 순이었다.

대장암은 유전, 고지방, 저섬유질, 고열량 음식 섭취가 원인

대장암은 유전성이 높은 암 중의 하나다. 가족력이 있는 경우에 발생 확률이 더 높아진다. 하지만 선천적인 요인 외에도 생활 습관이나 식습관 같은 후천적인 요인에 의해서도 대장암 발생 위험이 증가할 수 있다. 특히 고지방, 저섬유질, 고열량 음식을 섭취하거나, 비만이나 운동 부족 등의 생활 습관이 대장암 발생률을 높인다. 대장 내피세포에서 시작하여 주로 대장의 내벽을 침범하고 더 나아가 주변 조직으로 확산한다. 최종적으로는 림프절과 간, 폐 등 원격 장기로 전이된다. 특히 대장암은 특별한 징후가 없다는 점에서 더욱 신경을 써야 한다.

대장암 발생 확률이 높은 음식

가공육은 1급 발암물질, 적색육은 2급 발암물질

우리가 흔히 먹는 삼겹살, 소고기 같은 색이 붉은 고기(적색육)나 스팸, 소시지, 핫바와 같은 가공식품이 대장암의 발생과 밀접한 연관이 있다. 세계보건기구WHO 산하 국제암연구소IARC는 2015년에 가공육을 1급 발암물질, 붉은 고기를 2급 발암물질로 분류했다. 하버드대학교에서 진행한 연구 결과에 따르면 한 달에 1회 이하의 고기를 먹는 사람에 비해 일주일에 대여섯 번 고기를 먹는 사람은 대장암 발생 위험이 무려 84% 높았다.

본래 우리나라 사람들은 맵고 짠 음식을 많이 섭취하는 데다 국과 탕 문화가 있어서 위장 관련 암이 많이 발생한다. 게다가 서구화된 식단의 보급으로 육류와 가공육의 섭취가 증가하면서 대장암도 함께 증가하는 추세를 보이고 있다.

가공육은 햄, 소시지, 베이컨 등 화학적 처리 과정을 거친 육류를 말한다. 이 과정에서 나트륨, 단백질, 지방 등의 함량이 많아지고 대장암 발생 위험이 증가한다.

분홍색 또는 빨간색의 육류 즉 붉은 고기는 대부분 지방 함량이 높고, 육류의 단백질이 소화되는 과정에서 발생하는 엔니트로소 화합물 등이 대장암 발생을 촉진한다. 엔니트로소 화합물이 체내에서 DNA를 손상시키고 산화스트레스를 유발해서 암세포의 성장을 가속화한다. 고기를 전혀 먹지 않는 사람에 비해 고기를 즐기는 사람은 대장암 발생 확률이 3~4배가량 높다.

탄 음식은 발암물질 벤조피렌 발생

나트륨은 위암이 생기는 대표적인 원인이고, 유방암에도 치명적이다. 그런데 소금 섭취량과 대장암은 큰 관계가 없다. 그 대신 탄 음식이 대장암의 발생을 증가시킨다. 고기를 구울 때 불에 닿아 검게 탄 부분에는 벤조피렌이라는 발암물질이 나온다. 그래서 검게 탄 고기를 소금에 찍어서 술과 함께 먹는 것은 대장암에 걸리기 위해 정면으로 돌진하는 셈이다.

알코올(술)은 새로 발생하는 대장암 20%의 원인 물질

하루에 알코올 10g 즉 맥주 1캔, 소주 1잔 반 정도를 매일 마시면 유방암 발병 확률이 10% 정도 높아진다. 술을 마시면 여성호르몬인 에스트로겐의 농도가 높아지고 알코올은 아세트알데히드로 변하는데 이것이 발암물질로 작용한다. 알코올은 대장암뿐만 아니라 식도암, 간암, 구강암, 인후암의 발생과도 관련이 있다. 하루 한 잔의 술도 매일 마시면 대장암 발생 위험이 급격히 증가한다.

대장암을 예방하는 음식

식이섬유는 대장 건강에 중요한 역할

사실상 사람은 식이섬유를 분해해서 흡수하지 못한다. 그래서 식이섬유를 많이 먹어봐야 모두 변으로 나온다. 그런데 쓸모없어 보이는 식이섬유가 장운동을 도와주어 변비를 예방하고 설사병에도 도움이 된다. 수분이 너무 많아서 흡수되지 않는 경우에 식이섬유가 수분을 흡착해서 변을 굳게 만든다.

유산균의 먹이가 되는 것이 식이섬유다. 이것을 프리바이오틱스라고 한다. 식이섬유는 음식 중에 있는 중금속이나 노폐물을 흡착해서 몸 밖으로 배출한다. 이런 작용들 때문에 대장을 깨끗하게 유지하고, 대장의 염증성 반응을 차단하고, 대장암을 예방해준다.

식이섬유는 과일이나 야채에 풍부하다. ABC 주스를 만들어 먹으면 좋다. 과일이나 야채 먹는 것이 귀찮다면 건강보조식품으로 구입하여 먹어도 무방하다. 대표적으로 차전자피환, 다시마환, 썬화이버 같은 것들이 있다. 차전자피는 성질이 좀 강해서 한꺼번에 많이 먹으면 복통이 생길 수 있으니 처음에는 조금씩 섭취하는 것이 낫다. 다시마환은 중간 정도의 성질이고, 썬화이버가 가장 부드럽다.

후코이단은 대장암 세포의 생존능력을 떨어뜨린다

대장암 환자들이 많이 먹는 건강식품 중에 후코이단이 있다. 후코이단은 해조류의 주요성분이다. 그중 갈조류인 미역, 다시마, 모즈쿠 등에 들어있는 미끈미끈한 성분이 후코이단이고 수용성 식이섬유의 일종이다.

후코이단은 1913년 스웨덴의 웁살라 대학 기린 교수가 발견한 성분이다. 후코이단에 대한 연구가 전 세계적으로 활발히 진행되면서 항암, 콜레스테롤 저하, 혈압 저하, 항바이러스 작용 등 다양한 생리 기능을 한다고 밝혀지고 있다. 순천향대학교와 부산대학교 연구팀이 2015년 국제학술지인 〈Biomolecules & Therapeutics〉에 '해조류의 후코이단과 대장암의 상관관계'라는 논문을 발표했다. 이 논문에 따르면 후코이단이 대장암 세포의 생존능력을 떨어뜨리고 확산을 막아주는 역할을 한다. 후코이단이 암세포의 자살을 유도하고 전이를 억제하는 기능이 있기 때문이다. 그뿐만 아니라 종양의 실질적인 크기를 줄이는 효과도 나타났다고 한다.

한약 처방 중에 황금탕이 있는데, 황금, 백작약, 감초, 대추를 배합한 처방이다. 이 처방은 원래 설사, 구토, 장 경련, 발열 등에 사용되는 것인데 대장암에도 효과가 있다. 특히 항암제 치료 시 함께 복용하면 항암 효과가 더욱 높아진다.

암은 예방이 매우 중요하다. 당분 섭취를 줄이고, 담배와 인스턴트 음식들을 피하고, 스트레스 쌓이지 않게 취미생활을 꾸준히 하고, 암세포가 자라지 못하도록 운동도 열심히 하기를 권한다.

매일 먹으면 대장암을 유발하는 음식

❶ 대장암은 유전 25%, 환경 75%

❷ 육류와 가공육: 가공육은 1급 발암물질, 붉은 고기는 2급 발암물질

❸ 탄 음식: 발암물질 벤조피렌 발생

❹ 알코올: 새로 발생하는 대장암 20%의 원인 물질

대장암을 예방하는 음식

❶ 식이섬유: 대장 건강에 중요한 역할을 한다

❷ 후코이단: 대장암 세포의 생존능력을 떨어뜨리고 확산을 막는다

위암을 유발하는
6가지 징후와 증상

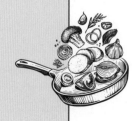

위장에 발생하는 악성종양을 위암이라고 한다. 보통 위장의 표면을 점막상피라고 부른다. 위암의 종류를 살펴보면 점막상피에서 발생하는 위선암과 점막의 아래쪽(점막하층)에서 발생하는 악성림프종, 근육 육종, 간질성 종양 등이 있다. 우리가 일반적으로 위암이라 부르는 것은 위선암을 말한다. 위선암은 위의 가장 안쪽을 싸고 있는 점막에서 발생하여 혹의 형태로 커지고, 위벽을 관통하고, 위 주변의 림프절로 옮겨가서 성장하고 전이된다.

만성위염, 위축성위염, 장상피화생

평소 위장이 약해서 명치가 답답하고, 소화가 잘되지 않고, 잘 체하고, 더부룩함이 자주 있는 사람은 병원에서 위축성위염과 장상피화생 진단을 받는다. 위축성위염과 장상피화생이 발생하면 평소에 트림이 연속적으로 나오면서 속이 쓰리고, 음식을 먹지 않았는데도 배가 팽창된 느낌이 생긴다. 위장이 얇아지고 염증반응이 증가하여 위 기능이 약해지기 때문이다. 일반적으로 위축성위염과 장상피화생은 위암의 전 단계라고 부른다. 위축성위염과 장상피화생이 발생하면 위암으로 진행될 확률이 10배 이상 높아진다고 한다.

위축성위염은 만성위염이 진행되면서 발생한다. 위장의 혈액순환이 나빠지고 염증반응이 진행되면 위장세포의 재생이 어려워지고 위장의 벽이 얇아지는데 이것을 위축성위염이라고 한다. 위축성위염에서 상황이 조금 더 나빠지면 염증반응이 더욱 진행되고 주로 장에서 자라는 상피세포가 위장에서 자라게 된다. 위장 표면이 마치 사마귀가 자란 것처럼 울퉁불퉁 올라오는 모양을 하게 되는데, 이것을 장상피화생이라고 한다. 이렇게 위축된 세포나 장상피로 변한 세포가 위암으로 발전한다. 그래서 위암을 예방하는 가장 중요한 치료가 위장의 혈액순환을 살리고 염증반응을 차단하는 것이다. 그래야 위장에 건강한 세포가 다시 자랄 수 있기 때문이다.

위암 발생 위험을 알려주는 6가지 징후와 증상

이유 없는 체중 감소

요즘은 남녀 할 것 없이 살이 빠지는 것을 선호한다. 필자가 한의원에서 진료하다 보면 위장약을 처방받으면서 살찌는 약은 빼달라고 하는 경우가 종종 있다. 특별히 다이어트를 하거나 운동을 하지 않고 있는데도 불구하고 이유 없이 급격하게 체중이 빠지면 대부분 암을 의심하게 된다. 위장 증상과 함께 급격한 체중 감소가 나타나면 전문가의 검진을 받아보는 것이 좋다.

잦은 배탈

위암이 발생할 정도가 되면 위장의 기능이 오랜 기간 많이 약해져 있는 상태로, 정상적인 위장 기능을 할 수 없는 경우가 많다. 그래서 위장의 고유기능인 음식물을 녹여 죽을 만들고, 소장으로 내려보내는 일을 잘 못하게 된다. 이때 위장은 음식을 식도를 통해 입 쪽으로 역류시키고, 위장의 경직이 발생하면서 메스꺼움이나 더부룩함, 답답함, 트림과 함께 배탈이 난다. 보통 위장의 세포는 3~4일이면 새로운 세포가 생겨나고 오래된 세포는 떨어져 나갈 정도로 세포 재생이 빠르다. 정상인의 경우에는 배탈이 나더라도 3~4일이면 거의 회복된다. 하지만 배탈 증세가 오랜 기간 계속된다면 단순한 음식 문제가 아닐 가능성이 높다. 반드시 전문가의 진단을 받아보기를 권한다.

속쓰림은 위벽이 얇아진 증거

위장병이 발생하면 가장 많이 받는 진단이 '위산 과다증'이다. 위산이 과분비되어서 위점막을 자극하고, 속이 쓰리게 하고, 식도로 올라와서 역류성식도염을 일으키는 것이다. 하지만 실제로 위산이 너무 많이 나와서 역류하는 경우는 흔하지 않다. 위축성위염 정도 되면 위산의 분비량이 급격히 줄어들기 때문이다. 위벽이 얇아지면서 위산을 생산하는 세포의 숫자가 줄어들어 위산이 과다하게 생산될 수가 없다.

그런데 위벽을 보호하는 점액의 분비량이 줄어들면 위산이 조금만 나와도 속이 쓰리고 통증이 생기게 된다. 그래서 속쓰림이 나타나는 위축성위염, 장상피화생을 치료할 때는 위산 분비를 억제하는 것이 아니라 점액의 분비를 늘려서 위 보호막을 강화한다. 속쓰림을 없애기 위해서 위산분비억제제(PPI)를 오랜 기간 복용하면 위장의 혈액순환이 나빠지면서 위장세포의 재생을 방해하기 때문에 암세포의 성장을 촉진하는 결과를 낳게 된다. 이것이 속쓰림 증상을 가볍게 넘겨서는 안 되는 이유다.

위 통증

일반적인 통증이 아닌 격심한 통증이 지속해서 배꼽 주변에 나타나면 위암을 의심해 볼 수 있다. 배가 많이 부어 있거나 부종이 심해지면 빨리 가까운 병의원을 찾아가 검진을 받아보기를 권한다.

잦은 구토

위장의 고유기능은 음식을 녹여서 소장으로 내려보내는 일이다. 이

기능이 나빠지면 구역감이나 메스꺼움이 생긴다. 메스꺼움과 더불어 잦은 구토가 동반된다면 단순한 위염이 아닐 가능성이 높다. 혹은 구토와 함께 출혈이 있는 경우에는 반드시 전문가의 도움을 받는 것이 좋다.

이유 없이 지속적인 팽만감

음식을 많이 먹지 않는데도 늘 배가 빵빵한 느낌이 들거나, 심지어 공복 시에도 복부 팽만감이 있다면 위장이나 내장의 혈액순환이 심하게 나빠져 있음을 뜻한다. 보통 팽만감이 심해지면 식욕도 없어지게 되는데, 식욕부진과 속쓰림, 복통, 구토, 팽만감이 한꺼번에 위암의 징후일 가능성이 높다. 반드시 가까운 병의원을 찾아 검진과 치료를 받아보기를 권한다.

이 6가지 징후와 증상들은 일반적으로 위장이 약할 때 언제든지 나타날 수 있는 흔한 것들이다. 반드시 암이 아니더라도 나타날 수 있고, 위암이 심각하게 진행되고 있는데도 이 같은 증상이 전혀 나타나지 않기도 한다. 그래서 질병의 치료가 어렵다. 평소 증상을 자세히 관찰하고 약간의 의심이 될 때는 미리미리 조기 검진과 치료를 통해 질병이 악화하지 않도록 예방하는 습관을 들이는 것이 건강을 위한 초석이 될 것이다.

위암을 유발하는 징후

❶ 만성위염이 악화하면 위축성위염이 된다

❷ 위축성위염이 악화하면 장상피화생이 된다

❸ 장상피화생이 악화하면 위암으로 발전한다

❹ 체중 감소: 이유 없는 체중 감소는 암의 징후

❺ 잦은 배탈: 장기간의 복통은 암의 징후일 수 있다

❻ 속쓰림: 위벽이 얇아진 증거

❼ 위 통증: 격심한 복통은 위암의 징후

❽ 구토: 잦은 구토는 심각한 질환일 가능성이 높다

❾ 팽만감: 이유 없이 지속적인 팽만감은 위암의 징후

❿ 모든 징후가 반드시 암을 뜻하지는 않지만 늘 경계해야 한다

위암 발병 위험을 높이는 최악의 음식

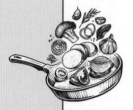

위암은 남성 암 발생 순위 2위, 여성의 경우에는 암 발생 순위 4위에 올라있는 발병률이 높은 암이다. 다행히 위암은 초기에 발견하면 완치율이 높은 편이어서 예전보다 위암으로 사망하는 사람들이 많이 줄었다. 하지만 여전히 위암은 국내 주요 암 중 사망률 4위를 차지하고 있다. 그 이유는 위암이 초기에 발견하기 어려운 암이기도 하고, 여러 가지 합병증을 유발하는 암이기 때문이다. 발병 연령이 올라갈수록 위암의 위험도가 커진다. 그래서 나이가 들수록 꾸준한 관리를 통해 위암의 위험성을 줄여줘야 한다.

위암의 대부분은 위선암

위장은 식도를 통해 들어온 음식물을 일시적으로 저장하고 연동 운동과 소화액이 포함된 위액을 분비해서 음식물을 죽으로 만들고 소화시키는 역할을 하는 장기다. 위장에 발생하는 악성 종양의 종류로는 위선암, 림프종, 위점막하종양, 평활근육종 등이 있다. 우리나라 위암환자의 98%는 대개 위선암이다. 일반적으로 위암이라고 하면 대부분 위선암을 말한다.

이미 위암이 진행되는 상태라면 체중의 감소와 상복부의 불쾌감이 도드라지게 느껴지기 시작한다. 위와 십이지장 사이의 경계를 이루는 부분이 막히면서 구토가 발생하는 경우가 많다. 위장에 출혈이 있으면 토혈하거나 검은색 변을 보기도 한다. 위암은 초기에 위의 점막에서 발생하기 시작하여 시간이 지날수록 점막하층, 근육층, 장막하층, 장막층으로 암이 퍼진다. 또한 위암 말기가 되면 위 주변의 임파선을 따라서, 혹은 혈류를 타고 전이되어 간과 폐, 뼈 등 여러 부위로 암이 번질 수 있다.

위암은 초기에 발견되기만 하면 약 97% 완치할 수 있다. 상대적으로 치료가 쉬운 암 중 하나다. 하지만 초기 증상이 거의 없어서 초기에 암을 발견하는 것이 쉽지 않다. 그래서 우리나라에서는 매년 9월 7일을 '위암 조기 검진의 날'로 지정하고 만 19세 이후부터 정기적인 내시경 검진을 권고하고 있다.

위암이 발병하는 최악의 음식

거친 나물은 위장벽을 손상시킨다

많은 사람이 오해하는 것 중 하나가 채소류는 무조건 위에 좋다는 것이다. 틀린 것은 아니다. 나물은 풍부한 섬유질이 있어 배변 활동에 좋고, 유익균의 먹이가 되는 프리바이오틱스 역할을 하고, 각종 미네랄이 풍부해서 일반인들이 섭취했을 때는 건강식품으로 분류된다. 하지만 위장에 이미 염증이 심하거나 위장이 많이 얇아진 상태에 있는 경우에는 나물류가 위암으로 발전할 수 있는 위험한 요인이 된다. 나물의 거친 섬유질이 위장벽에 상처를 내고 자극할 수 있기 때문이다.

특히 크고 투박한 나물류들은 다른 나물보다 섬유질이 풍부하여 위장에 상처를 낼 가능성이 더 높다. 그래서 나물을 먹을 때는 크고 투박하고 질긴 나물보다는 새싹이나 어린 순 같은 부드러운 나물류를 골라서 섭취할 것을 권한다. 익혀서 먹거나 갈아서 먹는 것도 좋다. 거친 섬유질을 최대한 덜 섭취하는 것이 위암을 예방하는 식습관이다.

과자, 말린 과일, 육포 등의 건조식품

과자, 말린 과일, 육포 등 수분을 제거한 음식들을 과다 섭취하면 위장에 부담을 준다. 건조한 음식은 소화시키기 위해 더 많은 소화액이 필요하기 때문이다. 위장에 장기적으로 부담을 주게 되면 위염을 악화시키고, 위암을 유발하는 요인으로 작용한다. 가급적 음식을 섭취할 때는 건조식품보다는 촉촉하게 수분이 풍부하고 신선한 음식을 섭취할 것을 권한다.

알코올은 위암을 부른다

술은 위암을 부르는 음식 중에서도 최악으로 손꼽힌다. 서울대 의대에서 2004년부터 2013년까지 실시한 연구에 따르면 하루 2~3잔 이하의 소량의 음주도 일주일에 5회 이상 지속하면 위암 발생 위험이 일반인보다 무려 46% 높아진다고 한다. 특히 남성의 경우에는 알코올과 위암의 상관관계가 더욱 높게 집계되었는데, 주당 음주 빈도가 1회 증가하거나, 한 번에 섭취하는 음주량이 10g 늘어날 때마다 위암 발생 가능성이 더욱 커졌다. 이것은 술에 포함된 알코올과 알코올의 대사산물인 아세트알데하이드 때문이다.

반복적이고 만성적인 알코올 노출은 위점막을 보호하는 점액을 씻어내기 때문에 위점막 세포의 유전자(DNA)를 영구적으로 손상시킨다. 또한 알코올의 대사산물인 아세트알데하이드는 손상된 DNA의 복구 과정을 억제해서 위암의 발생 가능성을 더욱 높인다. 과도한 알코올의 섭취는 위장 내의 활성산소의 생성을 촉진하고, 니트로사민과 같은 발암물질을 생성하는 역할을 하여 위암의 발생이 증가한다.

음주하는 환자들과 상담하다 보면 "조금밖에 안 마신다"는 말을 종종 듣는다. 주량이 적다고 안심하면 안 된다. 적은 양이라도 자주 마시게 되면 위암 발병률이 높아진다. 금주하는 것이 제일 좋지만 술 생각이 간절하다면 음주 후에는 적어도 2~3일은 쉬는 것이 바람직하다.

이 외에도 과식, 맵고 짠 자극성 음식, 인스턴트 음식을 삼가야 위암을 예방할 수 있다. 스트레스도 위장에 나쁘다. 스트레스는 그 자체로 발암 인자다.

위암을 예방하는 약차

위암은 위장의 염증이 반복되면 발생한다. 그래서 위암이 오기 전에 만성위염, 위축성위염, 장상피화생 진단을 받게 된다. 위장의 염증을 치료하는 중요한 약재가 생강이다. 생강이 위장의 혈액순환을 살려서 건강한 위장세포의 재생을 돕는다. 또한 생강의 매운맛이 헬리코박터 같은 세균의 증식도 막아준다. 또한 결명자도 위장의 염증을 예방하는 음식이다. 위염과 위암을 예방하려면 생강, 결명자, 대추를 함께 끓여서 꾸준히 먹는 것이 가장 좋다.

간혹 생강을 먹으면 속이 쓰리다는 사람들이 있는데 그 이유는 위장이 많이 얇아져 있거나 염증이 심하기 때문이다. 생강을 멀리하지 말고 생강의 양을 줄여서라도 꼭 먹을 것을 권한다.

밀싹과 파슬리도 좋다. 이들의 주요성분인 아피제닌이 인슐린유사성장인자의 분비를 감소시켜 위암을 예방해 주는 효과가 있다.

위암이 발병하는 최악의 음식

❶ 위암의 대부분은 위선암

❷ 거친 나물: 거친 섬유질이 위장벽을 손상시킨다

❸ 건조식품: 과자, 말린 과일, 육포 등

❹ 알코올: 아세트알데하이드, 손상된 DNA의 복구를 방해

❺ 비법 약차: 생강 + 결명자 + 대추, 밀싹, 파슬리

유방암을 유발하는 최악의 음식과 치료

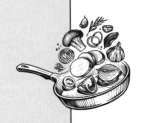

유방암은 국내 여성 암 발병률 1위를 차지하고 있다. 2000년만 해도 6,237명이었던 유방암 환자 수가 2019년 2만 9,749명으로 거의 5배가 증가했다. 세계보건기구는 전체 암환자 중 유방암 환자의 비율이 11.7%이며 항상 1위를 기록하던 폐암(11.4%)을 뛰어넘었다고 발표했다. 우리나라의 유방암 발병률은 세계적으로 높은 편에 속한다. 특이한 점은 비교적 젊은 나이인 40~50대에 가장 높은 발병률을 보인다는 것이다. 하지만 희소식도 있다. 우리나라의 유방암 사망률은 세계 최저 수준이고 5년 생존율도 높은 편이다.

유방암의 원인

유전적 요인

유방암은 유전적 요인이 강한 암이다. BRCA1과 BRCA2 유전자의 돌연변이가 있으면 유방암이 유전될 확률이 급상승한다. 세계적인 여배우 안젤리나 졸리의 어머니가 56세의 젊은 나이에 유방암으로 세상을 떠났는데 졸리가 어머니로부터 BRCA1 유전자를 물려받았다. 그래서 유방암에 걸릴 위험이 87%에 달해 유방 절제 수술을 받았다. 이 소식이 전해지면서 우리나라 여성들의 유방 절제술 건수도 엄청나게 늘었다. 하지만 예방적 유방 절제술은 아직 논란의 여지가 많으니 신중히 선택하기를 권한다.

여성호르몬, 방사선, 음식

유전적 요인 외에도 유방암의 원인은 다양하다. 여성호르몬, 방사선, 음식이 주원인으로 꼽히고 있다. 여성호르몬 요인은 크게 3가지다. 첫째, 요즘 아이들의 초경이 빨라지면서 여성호르몬이 분비되는 기간이 늘어났기 때문에 유방암의 위험이 증가한다. 둘째, 출산율 감소다. 출산하게 되면 육아와 수유 과정에 여성호르몬의 분비가 감소한다. 그런데 출산을 하지 않으니 여성호르몬이 분비되는 기간이 더 길어진다. 셋째, 서구화된 식단이 문제다. 육식이 증가하면 여성호르몬의 원료물질들을 더 많이 섭취하게 되고, 이차적으로 비만도 여성호르몬의 분비를 증가시킨다. 여성호르몬인 에스트로겐이 주로 복부지방에서 생성되기 때문이다. 비만하면 유방암에 잘 걸리기도 하지만 치료도 더 어렵다. 2017년 북미영상의학회의 발표에 따르면 과체중이거나 비만한 여성에게서 발견된 유방암은 크기가 2cm 이상으로 큰 경우가 더 많았다고 한다. 게다가 전이·재발, 사망 등 치료 예후도 더 나쁜 것으로 나타났다.

유방암을 유발하는 최악의 음식

고지방식

소고기, 돼지고기, 오리고기, 양고기, 닭고기, 곰탕, 족발 등 여러 종류의 고지방식은 체내 지방세포의 증가를 가져온다. 지방세포가 커지면 여성호르몬 분비가 증가하기 때문이다. 그래서 체중이 증가하면 할수록 유방암의 위험성이 함께 커진다. 연구에 따르면 체질량지수가 5씩 높아질 때마다 유방암 위험도는 약 15% 증가하는 것으로 나타났다.

트랜스 지방

트랜스 지방은 액체 상태인 식물성 지방에 수소를 첨가해서 고체 상태로 만들 때 생기는 지방이다. 마가린이나 쇼트닝 같은 것들이다. 트랜스 지방은 가격이 저렴하고, 음식을 바삭바삭하게 하고, 냉동식품의 보관 기간을 증가시키고, 고소한 맛을 내주기 때문에 주로 과자, 빵, 튀김 제조과정에 사용된다. 7년 동안 진행된 연구에 의하면 여성 1만 9,934명의 식생활을 분석한 결과 트랜스 지방은 유방암의 위험을 75% 가량 증가시킨다고 보고하고 있다.

치즈

미국 로즈웰 파크 암연구소는 치즈를 자주 섭취하면 유방암 발병률이 유의하게 증가한다고 발표했다. 체다치즈와 크림치즈의 경우에는 유방암 발병 위험이 무려 53%나 증가했다는 연구 보고가 있다. 하지만 같은 유제품이지만 요구르트를 자주 먹으면 유방암 발병률이 낮아진다고 한다.

설탕

미국 텍사스대학교에서는 쥐에게 설탕이 많이 들어간 음식을 섭취하게 하면 유선조직에 종양이 발생한다고 보고했다. 설탕의 과다 섭취는 체지방과 염증의 증가로 이어지기 때문에 유방암에는 치명적이다.

알코올

알코올은 암을 유발하는 대표적인 발암물질이다. 어떤 암이든 알코올은 치명적이다. 또한 음주는 지방의 축적을 조장하기 때문에 에스트로겐의 분비가 증가한다. 매일 술을 마시는 습관은 유방암 발병률을 약 15%까지 증가시킨다는 연구 결과가 있다.

유방암의 증상

유방암은 초기 증상이 거의 없다. 유방에서 느껴지는 통증이 있더라도 유방암의 주요 증상은 아니다. 보편적인 유방암 증상은 유방에 멍

울이 만져지는 것으로, 단단하고, 모양이 불규칙하고, 움직임이 없는 것이 특징이다. 말랑말랑한 테니스공을 만지는 느낌이면 양성일 확률이 높고, 야구공처럼 딱딱하게 느껴지면 악성일 확률이 높다.

유방암은 유방의 상부 외측 4분의 1 부위에서 주로 발견된다. 유두 분비물과 위축 등을 보이기도 하고, 림프조직의 폐쇄로 인해 피부가 붓거나 두꺼워지기도 하고, 오렌지 껍질 모양으로 변하기도 한다. 병이 좀 더 진행되면 유방뿐만 아니라 겨드랑이에서도 덩어리가 만져질 수 있다. 유방암의 정확한 진단은 반드시 유방 촬영술과 조직검사를 통해 해야 한다.

유방암의 치료

유방암 치료는 수술이나 화학 요법, 방사선 요법 등이 있다. 특히 호르몬 요법이 많이 사용된다. 유방암은 정기적인 검진을 통해 조기에 발견하면 완치율이 높다.

유방암 중에 가장 무서운 것이 3중 음성 유방암이다. 에스트로겐수용체(ER), 프로게스테론수용체(PR), 인간상피성장인자수용체2(HER2)가 없는 유방암을 말한다. 이 3가지 수용체가 유방암의 대부분을 차지하기 때문이다. 이 3가지 수용체가 없으면 약물 치료를 할 수 없다.

에스트로겐수용체를 차단하기 위해 사용되는 약물이 타목시펜이다. 타목시펜을 장기 복용하면 골다공증과 자궁내막암이 증가하는 부작용이 있다. 그래서 타목시펜을 복용할 때 콩과 갈근을 함께 섭취하면 효과가 높다. 콩은 서양에서는 여성호르몬을 더 조장한다고 해서 먹지 말라고 하지만, 한국인에게는 그런 부작용이 없다. 최근 연구에 따르면 콩의 주성분인 이소플라본이 에스트로겐수용체-베타에 결합해서 유방이나 자궁에 대한 자극을 주지 않는다고 한다. 이소플라본^{Isoflavone}은 천연 에스트로겐과 비슷한 화학구조를 가지고 있다. 그래서 유방암 종양에 있는 에스트로겐수용체에 먼저 결합해서 암을 유발하는 천연 에스트로겐과 결합하는 것을 막아주는 항에스트로겐 역할을 하는 것이다. 부작용 없는 타목시펜 같은 역할을 하는 셈이다.

한약재 중에 갈근도 비슷한 역할을 한다. 갈근 역시 에스트로겐수용체-베타에 작용하여 유방암을 예방해준다. 타목시펜을 복용할 때 갈근을 함께 섭취하면 좋은 이유다.

HER2는 인간상피성장인자수용체2로서 유방세포의 성장을 촉진하는 수용체다. HER2 양성일 때 사용되는 항암제가 허셉틴이다. 이때 알로에를 함께 복용하면 좋다. 알로에의 에모딘 성분이 HER2를 차단해주는 효능이 있다. 한약재인 대황과 호장근에도 에모딘이 풍부하다. 우리가 흔히 마시는 결명자차에도 에모딘 성분이 들어있다. 이 내용을 꼭 참고하자.

비법 약차

한의학에서는 유방을 간 기능과 관련지어 이야기를 많이 한다. 간이 지방대사에 중요한 역할을 하기 때문이다. 그래서 간 기능을 개선하고 염증을 치료하는 효능이 강한 약재를 유방암의 예방과 치료에 사용한다. 대표적 약재가 민들레와 엉겅퀴다. 둘 다 성질이 차기 때문에 단독으로 복용하면 부작용이 있다. 그래서 강황과 대추를 추가해서 복용해야 한다. 앞에서 설명한 콩과 갈근 그리고 엉겅퀴를 강황, 대추와 함께 배합하면 비법 약차가 완성된다. 각각 4~8g을 배합하고, 1,000cc의 물에 끓이고, 10% 정도 졸인 다음에 하루 2~3회 100cc씩 복용한다. 콩·갈근·엉겅퀴·강황·대추 약차를 먹고 유방암을 예방하자.

유방암을 유발하는 최악의 음식과 치료

❶ 유방암은 유전적 요인이 강하다. BRCA1, BRCA2

❷ 유방암의 원인: 빠른 초경, 출산율 감소, 비만

❸ 최악의 음식: 고지방식, 트랜스 지방, 치즈, 설탕, 알코올

❹ 유방암 증상: 유두 분비물, 위축과 피부가 두꺼워진다

❺ 3중 음성 유방암: 에스트로겐수용체, 프로게스테론수용체, HER2가 모두 없는 경우

❻ 콩, 갈근: 에스트로겐수용체-베타에 작용, 유방암 예방

❼ 비법 약차: 콩+갈근+엉겅퀴+강황+대추

폐암을 예방하는
필수 음식 당근

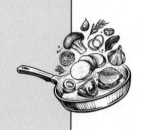

　　사망률이 제일 높은 암은 폐암이다. 우리나라
뿐만 아니라 전 세계 여러 나라에서도 폐암은 사
망률 부동의 1위를 차지한다. 2020년 우리나라
의 사망 통계를 보면, 폐암으로 인한 사망자가
인구 10만 명당 36.4명으로 가장 많다. 그 뒤로
간암 20.6명, 대장암 17.4명, 위암 14.6명, 췌장
암이 13.2명으로 그 뒤를 잇고 있다. 폐암은 초
기 증상이 거의 없어서 더 공포스럽다. 정기적인
건강검진을 통해 최대한 빨리 암을 발견하는 것
이 급선무이고, 발병하기 전에 예방하는 것이 더
중요하다.

치료가 힘들고 생존율이 낮은 폐암

폐암으로 진단받으면 5년 이상 생존할 확률이 30% 정도밖에 되지 않는다. 증상을 깨닫고 병원을 방문했을 때는 이미 전이가 많이 된 상황이 대부분이다. 말기 폐암의 5년 생존율은 8% 정도이고, 100명 중 8명만 5년을 넘길 수 있다. 그만큼 치료가 힘들고 생존율이 낮은 암이 바로 폐암이다.

그렇다면 폐암은 도대체 왜 발병하는 것일까? 흡연 때문이다. 여기에는 간접흡연도 포함된다. 폐암 발생의 약 70%가 직간접 흡연과 연관되어 있다. 폐암을 막는 가장 확실한 방법은 당연히 금연이다. 이와 더불어 균형 잡힌 영양 섭취로 몸의 저항력을 기르는 것도 매우 중요하다. 암에 대항하는 면역력을 길러야 한다.

폐암을 예방하는 가장 확실한 음식 당근

베타카로틴의 효과

폐암을 예방하는 필수 음식은 당근이다. 당근에 들어있는 '베타카로틴'이 항산화 작용에 뛰어난 역할을 한다. 베타카로틴은 자연계에 존재하는 500여 종류의 카로티노이드 Carotenoid 중의 하나다. 카로티노이드는 지용성 비타민 색소로 이해하면 된다. 베타카로틴이 바로 지용성 비타민 색소의 일종이다.

베타카로틴은 색소의 일종이다. 당근이 주황빛을 띠는 이유다. 카로티노이드에는 알파카로틴, 베타카로틴 등 여러 가지가 있다. 특히 베타카로틴이 카로티노이드 중에서 가장 많이 존재한다. 색이 선명한 야채와 과일일수록 베타카로틴이 더 많이 함유되어 있다.

베타카로틴은 강력한 항산화 작용을 통해 우리 몸속의 독성 물질과 발암물질을 무력화시킨다. 암이 발생하는 이유는 세포의 유전자가 활성산소에 의해 훼손되기 때문이다. 베타카로틴이 체내 세포가 손상되는 것을 방지해서 세포를 보호하는 데 중요한 역할을 하고, 항산화 작용으로 암의 발생과 진행을 억제한다.

항산화 작용이란 몸속에서 발생한 활성산소를 제거하는 기능을 말한다. 하지만 활성산소가 원래부터 나쁜 것은 아니다. 인간 체내에 침투한 세균, 바이러스와 싸우는 기능도 한다. 백혈구의 중요한 기능 중 하나다. 건강을 유지하는 데에는 꼭 필요한 물질이지만 너무 많아질 경우 해를 끼치게 된다.
활성산소가 증가하는 원인 중에 가장 큰 외부 요인은 음주와 흡연이다. 그리고 내부적 요인으로는 스트레스와 불규칙한 생활 습관 등이 있다. 증가된 활성산소는 노화를 촉진하고 동맥경화, 암으로 진행되는 등 생명과 직결된 병으로 이어질 수 있다. 그래서 활성산소를 잘 관리하는 것이 건강관리에 무엇보다 중요하다.

베타카로틴은 몸속에서 비타민A로 변환되기 때문에 비타민A의 기능도 할 수 있다. 비타민A는 인체의 점막과 피부, 면역 기능을 정상적으로 유지하고 시력을 보존하는 데 필수 성분이다. 그래서 베타카로틴이 항산화 역할 외에도 다양한 역할을 할 수 있는 것이다.

베타카로틴은 녹황색 채소와 과일 그리고 해조류에 많이 함유되어 있다. 특히 당근, 클로렐라, 고추, 시금치, 쑥, 질경이, 케일, 곶감, 살구, 망고, 바나나, 김, 미역, 다시마 등에 많이 들어있다.

당근을 섭취해야 하는 이유

사실 베타카로틴은 당근 외에 다른 채소에도 많이 들어있다. 그런데 필자는 왜 수많은 채소들 중 당근을 섭취하라고 권할까? 그 이유는 다른 채소들보다 당근에 훨씬 많은 베타카로틴이 함유되어 있기 때문이다. 식품의약품안전처에 따르면 100g 기준으로 시금치는 5,626㎍, 바질은 5,584㎍, 상추는 4,443㎍의 베타카로틴을 함유하고 있다. 그런데 당근에는 베타카로틴이 무려 7,620㎍ 함유되어 있다. 베타카로틴의 하루 필요 섭취량이 1,260㎍ 이상임을 볼 때 상당히 많은 양이다.

당근에는 베타카로틴 외에도 신체에 유익한 영양 성분들이 많이 들어있다. 대표적으로 칼륨, 칼슘, 식이섬유가 있다. 1) 칼륨은 체내의 나트륨을 배출하고 혈압상승을 억제하는 효과가 있어서 체내 나트륨 조절이 중요한 고혈압 환자가 꼭 섭취해야 하는 영양분이다. 2) 칼슘은 뼈와 치아를 튼튼하게 해주는 영양분이어서 성장기 아이들과 어르신들이 꼭 섭취해야 한다. 3) 식이섬유는 장 기능을 활성화하고, 유익균의 먹이가 되어 번성하도록 하고, 혈관의 나쁜 콜레스테롤 수치를 감소하는 데 도움을 주는 필수영양소다. 그래서 당뇨병, 고지혈증 환자에게 꼭 필요한 영양분이다.

올바른 당근 섭취법과 주의할 점

중앙대 식품영양의학과의 보고에 따르면, 당근을 꾸준하게 섭취하면 폐암 발병률이 63% 감소한다고 한다. 또 다른 보고에 의하면 매일 당근을 25g씩 즉 당근 1/4개씩 섭취할 때 심혈관질환 위험이 32% 감소했고, 50~75g 섭취하면 위험률이 더 크게 감소했다.

당근을 날 것 그대로 섭취하기보다는 기름에 볶아서 섭취하는 것이 베타카로틴의 흡수율을 높일 수 있다. 당근을 생으로 섭취하면 8%만 흡수되지만 기름에 볶으면 70%까지 흡수할 수 있다. 그 이유는 베타카로틴이 기름에 녹는 지용성 물질이기 때문이다. 또한 당근을 볶을 때는 당근이 충분히 부드러워질 때까지 볶아야 체내 흡수율을 최고로 높일 수 있다.

겨울에 귤을 한 박스 사서 하루저녁에 많이 먹고 나면 다음 날 손발이 온통 노래진다. 이것을 '감피증'이라고 부른다. 간혹 당근을 많이 먹고 피부가 노랗게 변했다는 사람들이 있는데 이것은 카로티노이드가 포함된 식재료를 다량 섭취했을 때 혈중 카로티노이드 농도가 상승해서 나타난다. 심각한 문제는 아니다. 음식 섭취를 멈추면 증상이 즉시 사라진다.

소화기관이 약한 사람이 당근을 생으로 많이 먹으면 소화가 잘되지 않아서 배탈이 날 수도 있다. 그래서 당근은 꼭 익혀서 먹는 것이 좋다.

당근을 먹을 때 진짜 주의해야 할 사람은 흡연자다. 흡연자가 당근을 과다 섭취하면 오히려 항암 작용이 아닌 암세포를 조장하는 결과를 초래할 수 있다. 그렇다고 아예 먹지 말라는 것이 아니라 과다 섭취만 삼가라는 것이다.

이보다 더 주의해야 할 것이 있는데, 베타카로틴을 건강식품 보충제로 복용하는 것은 매우 위험하다는 보고가 있다. 미국 질병예방특별위원회USPSTF에 따르면 '비타민 보충제가 암이나 심혈관질환 예방 효과가 있다는 근거가 없다'고 한다. 특히 베타카로틴 보충제는 복용하지 말라고 권고하고 있다. 베타카로틴 보충제를 과잉 섭취하면 근육과 뼈 통증, 메스꺼움, 탈모 등을 초래할 수 있다. 게다가 흡연자가 베타카로틴 보충제를 복용하면 폐암과 심혈관질환이 오히려 증가한다고 경고하고 있다.

음식은 자연 그대로 섭취하는 것이 가장 좋다. 아무리 값비싼 비타민, 영양제도 당근, 오이, 토마토, 오렌지, 사과, 배를 대신할 수 없다.

당근에 들어있는 베타카로틴의 효능

❶ 베타카로틴은 지용성 비타민 색소

❷ 몸속에서 비타민A로 변환

❸ 강력한 항산화 작용

❹ 폐암 예방

❺ 흡연자는 오히려 폐암 증가

❻ 당근에 베타카로틴 풍부

❼ 베타카로틴 보충제는 폐암 증가

폐암을 유발하는 최악의 음식

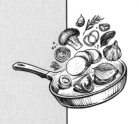

국가암등록통계에 따르면 2020년 한국인이 가장 많이 진단받은 암은 폐암(11.7%)이었다. 폐암은 남성은 1위, 여성은 4위를 차지할 만큼 남녀 모두에게 많이 발생한 암이다. 폐암이 암울한 것은 5년 생존율이 36.8% 정도밖에 되지 않기 때문이다. 폐암 환자 3명 중 2명은 5년 이내에 사망한다. 필자가 상담한 환자들도 폐암을 진단받고 1~2년 안에 사망하는 경우가 대부분이었다. 그만큼 생존율이 낮다.

폐암의 가장 큰 원인은 흡연

폐에는 감각신경이 없어서 증상이 잘 나타나지 않기 때문에 폐암은 초기에 거의 발견되지 않는다. 기침이나 가슴 통증이 심해진 이후에 병원을 찾게 되는데 이미 암세포가 기관지나 흉막 등에 전이된 경우가 많다. 환자들의 절반이 넘는 56.6%가 3기나 4기 때 병원을 찾는다고 한다.

잘 알다시피 폐암의 가장 큰 원인은 흡연이다. 하지만 비흡연자에게 전혀 폐암이 생기지 않는 것은 아니다. 여성 폐암의 약 90%는 비흡연자다. 요즘은 전자 담배를 피우는 사람들도 많은데 일반 담배와 마찬가지로 전자 담배에는 니코틴, 포름알데히드, 벤젠과 같은 주요 발암물질이 모두 포함되어 있다. 또한 전자 담배는 연기가 조금 순해서 폐로 더 깊숙이 빨아들이기 때문에 오히려 더 위험하다는 말도 있다. 필자도 예전에는 담배를 피웠지만 3살 된 아이가 담배를 피울 때마다 따라다녀서 한 번에 끊어버렸다. 담배는 일반 담배든 전자 담배든 몸에 해롭다.

폐암 발병 위험을 높이는 것들

음식 조리할 때 나오는 연기

분당서울대학교병원 흉부외과 조석기 교수에 따르면 폐암 수술을 받은 여성 환자 88%는 비흡연자라고 한다. 비흡연자임에도 불구하고 여성이 폐암에 걸리는 원인은 음식을 조리할 때 나오는 연기 흡입과 간접흡연 2가지를 꼽을 수 있다. 환기시설이 열악한 공간에서 요리하는 여성은 환기시설이 잘되어 있는 공간에서 요리하는 여성보다 폐암에 걸릴 위험이 1.4배가량 높다고 한다. 음식 조리 시 나오는 연기를 더 많이 흡입할수록 폐암 위험성이 올라가고, 기름을 많이 사용하는 튀김이나 부침 같은 요리를 할 경우에 폐암 위험성이 더 증가한다.

카로티노이드 보충제

권장량 이상의 카로티노이드 보충제를 먹는 사람은 폐암에 걸릴 가능성이 높다. 카로티노이드는 식물색소로서 베타카로틴, 레티놀, 루테인 같은 것들이다. 미국 노스캐롤라이나 대학의 제시 사티아 박사팀에 따르면 베타카로틴 보충제를 복용하면 비소세포성 폐암이 3배 이상 많아지고, 레티놀의 경우에는 전체적인 폐암 발생 위험성이 50% 이상 늘어나고, 비소세포성 폐암은 80% 증가했다고 한다. 또한 루테인은 전체적인 폐암은 2배, 비소세포성 폐암 위험성은 2.5배 증가했다고 한다. 다만 식품으로 카로티노이드 보충을 할 때는 이런 위험성이 없다. 단지 보충제로 한 가지 성분만 추출해서 먹을 때 폐암의 위험성이 증가한다. 그래서 자연 그대로가 가장 좋은 것이다.

붉은 고기와 가공육

햄, 베이컨, 소시지, 핫도그 같은 가공육에는 발암물질인 니트로사민이 함유되어 있다. 붉은 고기는 불에 구워 먹을 때 탄 부분에 발암물질이 생성된다. 한 연구에 따르면 매일 붉은 육류 섭취량이 120g 많아질 때마다 폐암 위험이 35%씩 증가하고, 육류 섭취량이 하루 50g인 경우에도 폐암 발생률이 20% 증가한다고 한다. 폐암 예방을 위해서는 육식을 줄이는 것이 낫다.

탄산음료와 알코올

탄산음료에는 설탕과 인공첨가물이 많이 들어있다. 술은 무슨 암이든 악영향을 끼친다. 필자의 유튜브 영상에 '술과 담배는 콤보'라는 댓글이 달렸는데, 술 마시고 담배를 피우면 서로 시너지 효과를 낸다. 그래서 폐암과 간암이 동시에 진행될 수 있다.

폐암을 예방하는 비법 약차

와송은 폐암, 대장암, 위암, 자궁경부암에 특별한 효과가 있다

와송은 바위솔이라고도 부른다. 그 이름처럼 기와에 나는 작은 소나무 모양이다. 와송은 우리나라 모든 지역의 담벼락이나 지붕, 돌 위에 자라는 다년생 초본식물이다. 여름이나 가을철에 그루 전체를 뽑아서 불순물과 뿌리를 제거한 다음 햇볕에 잘 말려서 약재로 사용한다. 와송에 대한 기록을 살펴보면, 혈변이 있을 때 와송을 태워서 재를 먹거나, 부기를 가라앉히고, 입안이 마르고 혀가 갈라지고 통증이 있을 때 사용했다고 한다. 또한 변비가 있거나 소변이 시원하지 않을 때, 피부염이나 습진, 치질 등에 외용제로 썼다고 한다.

최근에 와송이 항암 효과가 있다는 사실이 밝혀졌다. 인제대학교 이동석 교수팀의 연구에 따르면 와송의 다당체 올리고당이 각종 암 세포

주에 뛰어난 항암 효과를 보였다고 한다. 폐암, 대장암, 위암, 자궁경부암 등에 특별히 뛰어난 효능을 보였다. 이동석 교수가 와송 연구에 몰두한 계기는, 방광암으로 투병하던 한 남성이 찾아와서 자신이 와송을 복용한 후 방광암이 완치되었다며 와송을 연구해달라고 간곡히 부탁했기 때문이라고 한다. 한약재는 이런 경우가 많고, 아직도 연구할 것이 무궁무진하게 남아 있다. 한약이 비과학적인 것이 아니라 아직 규명이 덜 되었을 뿐이다.

금은화는 염증을 다스리는 한약재

우리나라 각처에서 자라는 인동덩굴의 꽃을 금은화라고 한다. 인동(忍冬)은 모진 겨울을 얇은 잎 몇 개로 견딘다는 뜻이 있다. 인동의 꽃인 금은화는 처음에 흰색으로 피었다가 며칠 지나면 노란색으로 변하는데, 흰 꽃과 노란 꽃이 섞여 피는 것처럼 보여서 금은화라고 한다. 금은화의 유효성분에는 칼륨, 탄닌, 아피제닌, 로니세린, 루테올린 등의 플라보노이드류가 함유되어 있다. 강력한 항염증 작용이 있어서 유해성 감기나 호흡기질병 등에 두루 사용한다. 특히 관절염, 방광염, 위염, 장염, 기관지염, 결막염 등 염증이 있는 모든 질병에 유효하다. 반복되는 염증을 억제하는 데 가장 좋은 약재가 금은화다.

와송과 금은화는 모두 성질이 차다. 그래서 소화력이 약하고 설사를 자주 하거나, 몸이 냉하거나 기력이 없는 사람은 삼가야 한다. 와송과 금은화의 부작용을 감소시켜 주는 생강과 대추를 배합하면 와송·금은화·생강·대추 비법 약차가 완성된다.

생강은 기침과 가래를 없애고 혈액순환을 돕는 효능이 있어서 특히 폐 기능이 약할 때 많이 사용한다. 대추는 해독작용과 영양 공급의 목적으로 배합한다. 와송, 금은화, 생강, 대추 4가지 약재를 각각 4~8g씩 배합하고, 1,000cc 정도의 물에 끓여 10% 정도 졸이고, 하루 2~3회 100cc 정도 복용하면 된다. 와송·금은화·생강·대추 비법 약차는 폐암 예방뿐만 아니라 오래된 기침과 가래, 폐·기관지의 만성염증으로 인한 폐쇄성 폐질환 등의 예방에도 응용할 수 있다.

폐암을 유발하는 최악의 음식과 비법 약차

❶ 조리 시 나오는 연기: 환기 시설이 나쁜 주방에서 요리하면 폐암 1.4배 증가

❷ 카로티노이드 보충제: 베타카로틴, 레티놀 보충제는 폐암 발병 증가. 자연 그대로 먹어야 한다

❸ 붉은 고기와 가공육: 발암물질 함유

❹ 탄산음료와 알코올: 모든 염증의 원인

❺ 전자 담배도 위험: 니코틴, 포름알데히드, 벤젠 등 발암물질 함유

❻ 와송: 폐암, 대장암, 위암, 자궁경부암에 특별한 효과 있다

❼ 금은화: 모든 염증을 다스리는 한약재

❽ 비법 약차: 와송+금은화+생강+대추

전립선암을 유발하는 최악의 음식과 예방하는 음식

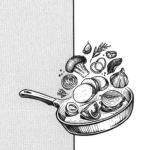

건강에 치명적인 암 중에서도 특히 초기 증상이 없는 '조용한 암'이 있다. 바로 전립선암이다. 전립선암은 증상이 나타나기 시작하면 이미 2~3기에 해당하는 경우가 많아서 초기 진단이 매우 중요하다. 여성이 주로 방광에 문제가 많다면 남성은 전립선에 문제가 생긴다. 전립선은 정액의 일부를 만들어내는 남성 생식기관 중 하나다. 해부학적으로는 호두만 한 크기로 요도를 둘러싸고 있는 형태이며, 남성의 중요한 기관인 고환을 보호하는 역할을 한다.

전립선암은 전이되면 생존율이 낮다

전립선암의 증가는 고령화와 연관성이 크다. 50세 이후부터 발생 빈도가 급격하게 증가하고, 전립선암 환자의 3분의 2 정도가 65세 이상이다. 전립선암의 5년 생존율은 2015~2019년 기준 94.4%로 높은 편이다. 암 중에서 비교적 안전한 암에 속한다. 하지만 전이가 발생하면 5년 생존율이 30% 정도로 뚝 떨어진다. 따라서 절대 가벼운 암이라고 얕봐서는 안 된다. 특히 전립선암은 뼈로 전이가 많이 되고 전이되면 예후가 매우 나쁘다.

우리나라에서도 최근 전립선암 발병이 급증해서 위암, 간암, 폐암, 대장암 등 4대 암에 이어 발생률 5위를 차지하고 있다. 아무래도 과거에 비해서 서구화된 식단이 큰 영향을 미치고 있는 것으로 보인다.

전립선암의 대표적 원인

전립선암은 비만, 동물성 지방 섭취 등의 고칼로리 식단, 유전적 요인, 당뇨병, 남성호르몬 이상, 요로 감염 등이 복합적으로 작용한다. 60세 이상의 고령의 남성에게 주로 발병되지만, 최근에는 40세 이하에서도 발병이 확산하는 추세다. 지방 섭취가 많은 서구화된 식습관이 우리 체내에 염증물질을 생성하고 신체 호르몬 등에 영향을 주어 전립선암의 원인이 되는 것으로 밝혀졌다.

172

전립선암이 진행되면서 나타나는 증상

- 방광 관련 증상: 배뇨에 어려움을 느끼거나, 자주 소변을 보는 빈
  뇨가 생기고, 소변이 한참 있어야 나오는 배뇨 지연 증상이 나타
  난다.
- 소변 관련 증상: 소변의 양이 적거나, 배뇨 중에 통증이나 화끈거
  림을 느낀다. 소변의 흐름이 약해지거나 갑작스러운 소변의 중단
  이 일어날 수도 있다.
- 성기 증상: 성기 부근의 통증, 불안감, 발기 장애 등 성기와 관련된
  증상이 나타날 수 있다.
- 항문 증상: 항문 주위의 통증이나 불편감, 변비, 항문 주위에서 피
  나 액체가 분비되는 것과 같은 항문 증상이 나타날 수 있다.
- 골반 근육 증상: 골반이나 척추 주위의 골격이나 근육에 통증이나
  불편감이 나타날 수 있다.

전립선암을 유발하는 최악의 음식

고용량 칼슘은 전립선 석회화 촉진

고용량 칼슘은 체내 활성형 비타민D의 생성을 줄이고 전립선에서
세포 증식을 유발할 수 있다. 그래서 필요 이상의 지나친 칼슘 섭취는
전립선 건강에 나쁜 영향을 미친다. 칼슘을 과복용하면 전립선 안쪽이
칼슘 성분으로 덩어리지는 석회화 증상이 나타날 수 있다. 이 석회화

과정 때문에 전립선비대증이 더 악화하고, 전립선암 발생을 촉발할 수 있다. 참고로 고칼슘의 기준은 일반적으로 하루 2,000mg 이상을 말한다.

동물성 지방과 유제품은 인슐린유사성장인자 증가

미국 정골의학협회 저널에 따르면 동물성 식품과 유제품을 섭취하는 사람은 전립선암 위험이 이전과 같거나 높아지는 것으로 나타났다. 특히 우유 및 유제품의 과도한 섭취가 칼슘과 인슐린유사성장인자 (IGF-1)를 증가시켜 전립선암 위험률을 높인다고 한다. 미국 로마린다 대에서 실시한 전립선비대증과 유제품 연관 관계에 대한 실험에서 하루에 우유를 20g 정도 섭취한 사람에 비해 400g 이상 섭취한 사람은 전립선암 발생 비율이 25% 증가했다. 유제품이 전립선암과 관련이 없다는 연구 결과도 있지만 전립선에 문제가 조금이라도 있는 성분이라면 조심해야 한다는 것이 필자의 소견이다. 매일 와인 한 잔에 치즈를 곁들여 마시거나, 우유를 많이 마시는 사람은 전립선 건강을 위해 대체재를 찾을 것을 권한다.

이 외에도 붉은 고기, 알코올, 포화지방, 인스턴트 음식 등이 전립선암을 유발하는 최악의 음식에 속한다. 붉은 고기는 아연을 많이 포함하고 있어서 도움이 되기도 하지만, 과량 복용 시 오히려 암을 유발할 수 있어서 주의가 필요하다.

전립선 건강에 좋은 음식

아연은 자연 그대로 섭취할 것

전립선에 도움을 주는 영양분 중 으뜸은 아연이다. 아연은 70가지 이상의 효소의 원료이기도 하고, 전립선과 정액에 농축되어서 중요한 기능을 한다. 또한 아연은 전립선에서 남성호르몬인 테스토스테론의 변환을 조절하고 전립선 세포의 건강을 유지하는 데 도움을 주는 필수 영양소다. 정액이 배출될 때 아연도 함께 배출되기 때문에 아연을 보충하는 것이 중요하다.

하지만 아연은 과복용하면 오히려 전립선암을 악화시킨다는 보고도 있다. 미국 국립암연구소(NCI)의 마이클 F. 라이츠먼 박사팀에 따르면 매일 100㎎ 이상의 아연을 섭취한 남성들의 경우에 진행성 전립선암 발병률이 2.29배 정도 증가한 것으로 분석됐다고 한다. 또한 양에 상관없이 아연 보충제를 10년 이상 복용한 남성들은 진행성 전립선암 발병률이 2.37배 증가한 것으로 나타났다. 비타민이나 합성 영양보충제들이 이런 경우가 많다. 한 가지 영양 성분만 추출해서 장기간 복용하면 오히려 해가 되는 경우가 생긴다. 하지만 자연 그대로 복용할 때는 이런 부작용이 없다. 그래서 전립선에 좋은 아연은 자연 그대로 굴, 꽃게, 완두콩, 보리, 꼬막, 현미 등에서 섭취할 것을 권한다.

비법 약차

전립선에 효과가 있는 한약재 중에서는 금앵자와 금은화가 좋다. 금앵자는 장미과에 속하는 금앵자 나무의 성숙한 과실을 말한다. 10~11월에 과실이 붉게 익었을 때 채취해서 약용으로 쓴다. 한의학에서는 금앵자를 소화불량으로 인한 설사와 이질 그리고 요실금, 성기능 장애 등에 사용한다. 최근에는 전립선비대증에도 유의한 효과가 있다고 알려져 있다.

금은화는 모든 염증성질환을 치료하는 데 도움이 된다. 암은 염증이 반복되는 곳에 돌연변이 세포가 생기고 암세포가 자라난다. 금은화가 전립선의 반복되는 염증을 차단한다.

> **Tip 온열요법**
>
> 암이 발생하려면 여러 가지 조건이 필요하다. 그중 중요한 것이 혈액순환이다. 혈액순환이 잘 되는 곳에는 암이 생기지 않는다. 주로 혈액순환이 나빠져서 영양공급이 되지 않고 산소 공급이 되지 않는 저산소 환경에서 암세포가 자란다. 그래서 암의 중요한 치료법 중 하나가 온열요법이다. 체온을 올려주면 혈액순환이 살아나고 산소 공급이 원활해지기 때문이다.

전립선의 혈액순환을 살려주고 저산소 환경을 깨버리는 약재가 계피다. 빈뇨와 전립선비대증에 인삼도 많이 사용된다. 인삼은 비대한 전립선의 무게를 줄여주고, 전립선 암세포의 세포자연사를 유도해서 암세포의 증식을 억제하는 효능도 보고되고 있다. 농촌진흥청 인삼특

작부 김영옥 박사팀에 따르면 전립선비대증 환자의 소변 줄기가 약해지도록 하는 물질인 알파교감신경수용체를 인삼이 억제한다고 한다. 연구팀이 수행한 또 다른 동물실험에서는 인삼이 5알파환원효소도 억제하는 것으로 나타났다. 5알파환원효소는 전립선 비대를 유발하는 물질인데, 이 효소를 억제하면 전립선비대증의 진행이 느려지고 전립선이 작아진다.

전립선 건강을 위해서 금앵자, 금은화, 계피, 인삼을 준비한다. 4가지 약재를 각각 4~8g씩 배합하고, 1,000cc의 물에 넣고 끓이고 10% 정도 졸여서 하루 2~3회 100cc씩 복용하자. 금앵자·금은화·계피·인삼 약차로 전립선 건강을 지킬 것을 권한다. 그리고 운동은 전립선 암세포를 죽이는 가장 효과적인 방법임을 잊지 말자.

> **전립선암을 유발하는 최악의 음식과 예방하는 음식**
>
> ❶ 전립선암은 전이되면 생존율이 뚝 떨어진다
> ❷ 방광, 소변, 성기, 항문, 골반에 주요 증상들이 나타난다
> ❸ 전립선암의 발병을 유발하는 최악의 음식은 고용량 칼슘, 동물성 지방과 유제품
> ❹ 전립선 건강에 좋은 음식은 아연
> ❺ 비법약차: 금앵자+금은화+계피+인삼
> ❻ 운동: 전립선 암세포를 죽이는 가장 효과적인 방법

토마토를 매일 먹으면
어떤 일이 생길까?

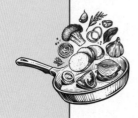

2003년 5월 9일 〈타임〉지에 '강력한 효능이 있는 10가지 음식'이라는 제목의 기사가 실렸다. 사람들은 이 기사를 보고 '타임지가 선정한 10대 슈퍼 푸드'라고 명명했는데, 토마토가 그중의 하나였다. 슈퍼 푸드는 토마토, 시금치, 적포도주, 아몬드, 브로콜리, 귀리, 연어, 마늘, 녹차, 블루베리다. 그중 토마토를 강력한 효능이 있는 10가지 음식 중 1번으로 꼽았다.

"토마토가 빨갛게 익으면 의사의 얼굴은 파랗게 변한다."

유럽에 이런 유명한 속담이 있을 만큼 토마토의 건강상 효능은 탁월하다. 항산화 효과가 뛰어난 것을 비롯하여 남성 건강, 눈 건강 증진, 소화장애 개선, 심혈관 건강 개선, 피부 미백효과, 골다공증 예방 등 너무 많은 효능이 있다.

토마토에는 비타민A, E, K, B1, B3, B5, B6, B7, C 등 각종 비타민과 엽산, 철, 칼슘, 마그네슘, 콜린, 아연 등의 미네랄이 풍부하다. 항산화물질인 라이코펜, 베타카로틴, 클로로겐산 등도 풍부하게 함유되어 있다. 이렇게 건강에 유익한 성분이 풍부한 토마토는 날것으로 섭취해도 좋고, 토마토 주스로도 즐길 수 있으며, 각종 요리의 재료로 사용할 수 있다.

토마토를 매일 2개씩 먹으면 나타나는 변화

심혈관 건강 증진

토마토를 매일 먹으면 심장과 혈관이 튼튼해진다. 토마토의 주요성분인 라이코펜은 혈액순환을 개선하고 뇌 혈류를 증가시켜 뇌졸중 위험을 감소시킨다. 토마토에 풍부한 칼륨은 혈압을 낮춘다. 섬유질과 비타민C, 콜린 성분이 심장 건강에 도움을 준다.

또한 토마토에는 '토마틴'이라고 하는 스테로이드 사포닌이 함유되어 있다. 토마틴은 항균, 항염, 항암 효과와 함께 혈액을 맑게 해주고 고혈압과 동맥경화와 같은 혈관성 질환을 예방한다. 다만, 토마틴은 약간의 독성도 있다. 토마토의 맛이 너무 쓴 경우에는 토마틴 함량이 높은 것인데, 이때 복통이나 구토를 유발할 수 있다. 그래서 맛이 지나치게 쓴 토마토는 먹지 않아야 한다.

항암 작용

토마토를 매일 먹으면 암을 이기는 면역력이 생긴다. 토마토의 주요 성분인 라이코펜은 체내 활성산소를 제거하는 강력한 항산화 성분이어서 암의 진행과 발생을 예방할 수 있다. 특히 유방암, 위암, 전립선암, 구강암 예방에 도움이 된다. 국가암정보센터에서는 토마토가 전립선암 예방에 매우 좋은 음식이라고 밝혔다. 미국 하버드대학의 연구 결과에 따르면 토마토를 재료로 사용한 음식을 1주일에 10회 이상 섭취했을 경우 전립선암 발생 확률이 45% 감소했다. 영국 셰필드 대학의 연구에서는 라이코펜 성분을 꾸준히 섭취한 그룹은 정자 활동 속도가 40% 빨라지고 정자의 양이 2배 증가한다는 흥미로운 결과를 발표했다.

토마토는 전립선암뿐만 아니라 폐암에도 도움이 된다. 미국 하버드대학 보건학과의 도미니크 미쇼 박사의 연구에 따르면 라이코펜이 풍부한 토마토와 베타카로틴이 풍부한 당근을 많이 섭취한 사람들이 폐암 위험이 가장 낮았다.

혈당 감소

토마토를 매일 먹으면 혈당이 낮아진다. 토마토는 탄수화물 함량이 낮고 섬유질이 풍부하여 혈당을 증가시키지 않는다. 그래서 당뇨병이 있는 사람에게 좋은 음식이다. 한국인 당뇨병 환자의 90%를 차지하는 것이 제2형 당뇨병이다. 체내 인슐린 저항성이 증가하고 췌장의 인슐린 분비가 줄어들기 때문이다. 그래서 토마토가 제2형 당뇨병을 개선하는 데 도움이 된다. 또한 토마토에 풍부한 섬유질이 당의 흡수를 억제하여 혈당 스파이크를 감소시킨다.

토마토는 혈소판의 응집을 방해해서 피가 굳어지는 현상 즉 혈전을 예방한다. 당뇨병 환자는 염증성 표지자를 많이 가지고 있어서 혈소판 응집이 잘되는 경향이 있는데, 토마토는 당뇨병과 혈전으로 인한 뇌혈관 질환을 한꺼번에 예방하는 효과가 있다.

골다공증 예방

토마토를 매일 먹으면 뼈가 튼튼해진다. 골다공증은 뼈의 양이 감소해서 뼈의 강도가 약해지고 쉽게 부러지는 상태가 되는 것을 말한다. 특히 골다공증이 있는 당뇨병 환자는 염증성 사이토카인 수치가 높게 나타나므로 이것을 조절하는 것이 당뇨병성 골다공증 치료의 핵심이다. 토마토는 골다공증을 예방하는 최적의 음식이다. 토마토의 주요 성분인 라이코펜이 강력한 항염증 작용으로 폐경기 여성의 뼈를 보호하는 효과가 있다. 연구에 따르면 라이코펜은 당뇨병으로 인한 고혈당, 갈증, 과식 및 체중 감소를 개선하고, 뼈 형성의 주요 조절인자인 RUNX2의 발현을 상향 조절해서 뼈 형성을 촉진하고 골밀도(BMD)를 증가시킨다.

또한 토마토에 풍부하게 함유된 비타민K가 우리 몸에서 칼슘이 빠져나가는 것을 막아서 뼈가 튼튼하게 유지되도록 한다. 특히 비타민K는 뼈와 연골의 시멘트질에 존재하는 비콜라겐 단백질 중 하나인 오스테오칼신을 활성화한다. 오스테오칼신은 뼈 내부의 칼슘 분자를 미네랄화 하는 역할을 한다. 그래서 토마토를 섭취하면 오스테오칼신이 칼슘을 굳히고 뼈를 튼튼하게 만드는 역할을 하도록 도와주는 것이다. 뼈가 약한 사람은 토마토를 꼭 먹어야 한다.

피부 미용 개선

토마토를 매일 먹으면 피부와 머리카락이 좋아진다. 토마토에 함유된 비타민A, C, E, K는 모발의 성장을 촉진할 뿐만 아니라 피부에 탄력을 불어넣는다.

그 외의 효과

토마토는 다이어트 식품으로도 매우 좋다. 토마토 100g이 14kcal밖에 되지 않는다. 그래서 부담 없이 토마토를 먹고 포만감을 즐길 수 있다.

토마토에 풍부한 루테인, 지아잔틴, 베타카로틴, 비타민A는 시력을 좋게 하고 야맹증을 예방하는 효과가 있다. 눈의 피로와 충혈, 이로 인한 두통 완화에도 도움이 된다. 눈이 자주 피로하다면 토마토를 매일 먹자.

토마토는 매일 먹어도 크게 부작용이 없다. 다만, 토마토 속의 초록색 씨는 체질에 따라 알레르기를 유발할 수 있다. 가려움증이 있거나 천식, 아토피 환자들은 토마토를 주의해서 섭취하기를 권한다.

토마토의 시트르산과 말산은 신맛을 나게 하는 성분이다. 이 성분이 침 분비를 자극하고 위산의 분비도 촉진한다. 그래서 역류성식도염이나 속쓰림이 심한 사람은 토마토의 과다 섭취를 삼가야 한다.

〈타임〉지가 선정한 슈퍼 푸드 토마토

❶ 심혈관 건강 증진: 라이코펜, 칼륨, 섬유질, 비타민C, 콜린
❷ 항암 작용: 전립선암, 폐암 예방
❸ 혈당 감소: 토마토는 당뇨병, 뇌혈관 질환에 좋은 음식
❹ 골다공증 예방: 라이코펜이 폐경기 여성의 뼈 보호
❺ 피부 미용 개선: 비타민A, C, E, K가 모발의 성장 촉진, 피부 탄력 유지
❻ 다이어트 효과, 시력 향상
❼ 알레르기가 있거나 속쓰림 있을 때 삼갈 것

몸이 보내는
5가지 췌장암 신호

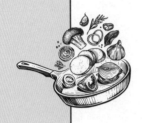

세계적인 테너 루치아노 파바로티, 애플 창업자 스티브 잡스, 유상철 축구 감독 등은 췌장암에 걸려 유명을 달리했다. '이자(胰子)'라고도 불리는 췌장은 암이 발생해도 조기 발견하기가 쉽지 않다. 게다가 초기암 단계에서는 증상이 거의 없어서 진단조차 어렵다. 일반적으로 췌장암은 치료가 힘든 3~4기까지 암이 진행된 이후에야 증상이 나타나기 때문에 생존율이 낮다. 췌장암은 초기 1기에 발견되면 완치율이 거의 70% 이상이므로 조기 발견과 치료가 더욱 중요한 암이다.

췌장암을 조심해야 하는 사람들의 특징

가족 질환

췌장암은 가족력이 강한 암이다. 한마디로 유전적 요인이 큰 질환이다. 직계가족 중 50세 이전에 췌장암에 걸린 사람이 한 명 이상 있거나, 발병 나이와 상관없이 직계가족 중에 췌장암 환자가 두 명 이상 있으면 정기적으로 소화기 내과에서 검진받을 것을 권한다. 보고에 따르면 직계가족 중에 췌장암이 있으면 가족 중 췌장암이 없는 경우에 비해서 췌장암 발생 위험이 9배 정도 증가한다고 한다.

흡연자

췌장암 발생의 주요 원인 중 하나가 흡연이다. 췌장암의 약 3분의 1이 흡연으로 인한 것이다. 췌장암 예방을 위해서는 반드시 금연하고, 간접흡연도 피해야 한다. 당장 금연을 하더라도 약 10년 정도, 혹은 그 이상이 지나야 췌장암에 걸릴 위험이 담배를 피우지 않는 사람만큼 낮아진다고 하니 하루라도 빨리 금연하자.

비만한 사람

과체중이거나 비만한 사람은 췌장암에 걸리기 쉽다. 세계암연구기금에서는 비만을 췌장암의 확실한 원인 중 하나로 제시한다. 미국 앤더슨 암센터 연구에 따르면 20~49세 비만 또는 과체중인 사람의 경우에 췌장암 발생 시점이 2~6년 더 빨라진다고 한다. 그뿐만 아니라 노년기 비만은 췌장암 치료 생존율을 낮춘다고 하는데, 나이를 불문하고 과체중이면 췌장암 발생 위험이 커진다. 과체중이라면 일주일에 3회 이상, 하루 30분 정도 유산소 운동을 꾸준히 하고, 고지방, 고칼로리 식단을 피하기를 권한다. 또한 가공식품, 육류보다는 채소와 과일을 충분히 섭취하는 식습관을 들여야 한다.

당뇨병 발병 위험이 높거나 당뇨병을 진단받은 사람

우리 몸의 췌장은 소화액을 만들고, 혈당을 조절하는 인슐린 호르몬을 만드는 중요한 기관이다. 혈당을 조절하는 췌장에 문제가 생기면 당뇨병으로 이어질 수 있다. 인슐린이 너무 많이 필요해서 췌장이 힘들어지면 췌장에 염증을 일으킬 수 있다. 또한 과식해서 소화액을 만들어야 하는 경우라면 지친 췌장에 염증이 발생한다. 그래서 과식해서 과체중이 되거나, 당뇨병 발병 위험이 높거나, 이미 당뇨병 진단을 받은 사람은 췌장암에 걸릴 확률이 높다.

실제로 우리나라 췌장암 환자의 당뇨병 유병률은 정상인보다 3배 이상 높은 28~30% 정도다. 또 2형 당뇨병 환자는 췌장암 발병 위험이 1.8배 높다. 당뇨병 발병 확률이 높거나, 혹은 당뇨병 진단을 받은 사람은 정기적으로 췌장암 검사를 받아 볼 것을 권한다.

만성 췌장염이 있는 사람

만성염증은 모든 암의 원인이다. 염증이 반복되는 곳에 암이 생기기 때문이다. 당연히 만성 췌장염이 반복되면 췌장암 발생 확률이 높아지므로 주의할 필요가 있다. 췌장염은 췌장 세포들이 염증으로 인해 섬유조직으로 변하고 췌장 전체가 매우 딱딱해지면서 췌장의 기능을 잃게 되는 질병이다.

췌장염은 급성과 만성으로 나눌 수 있다. 급성 췌장염은 명치부터 상복부, 옆구리와 등까지 심한 복통이 온다. 구역감, 구토, 복부팽만 등의 증상이 있는 것이 특징이다. 만성 췌장염은 급성 췌장염이 반복되는 것이다.

췌장염의 주요 원인은 알코올과 담석이다. 술은 혈관과 신경 그리고 분비샘에 염증을 유발하는 주요 인자다. 다행스럽게도 알코올로 인한 급성 췌장염은 술만 끊어도 잘 해결되므로 금주를 하면 문제가 없다. 담석으로 인한 췌장염은 담석이 담도를 막게 되면 췌장에서 연결된 관이 막혀서 생기는 염증이다. 우선 원인 질환인 담석 제거와 담도를 치료하는 것이 중요하다. 평소 간 기능 관리와 담즙분비 등과 관련된 질환을 예방하고 치료해야 한다.

이와 같은 원인으로 췌장염에 한 번이라도 걸렸던 사람이나 그 외 다른 이유로 췌장염이 한 번이라도 발생했던 경험이 있는 사람은 주기적인 검사를 통해 췌장의 상태를 확인하고, 조기에 대처하는 지혜가 필요하다.

췌장암은 대부분 60대 이상의 연령대에서 발병하는 것으로 알려졌지만 최근에는 20~30대 젊은이들의 췌장암 발병률이 증가하고 있다. 나이에 상관없이 '췌장암을 조심해야 하는 유형'에 한 가지라도 포함된다면 즉시 금연, 금주, 체중 관리, 식단을 관리하기를 권한다.

췌장암을 조심해야 하는 사람

❶ 가족 질환: 직계가족 중에서 50세 이전에 췌장암에 걸린 사람이 있는 경우

❷ 흡연자: 췌장암의 46%가량은 흡연이 원인

❸ 비만인: 과체중일 경우 췌장암 발생 시점이 2~6년 빨라진다

❹ 2형 당뇨병 환자: 췌장암 발병 위험이 1.8배 높다

❺ 만성 췌장염 환자: 췌장 염증의 주원인은 담석과 알코올

❻ 나이 불문하고 췌장 건강에 신경 써야 한다

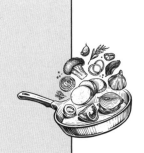

췌장암을 부르는 최악의 음식과 예방하는 음식

췌장암은 폐암, 간암, 대장암, 위암에 이어서 사망률 5위다. 췌장암은 5년 생존율이 13.9%에 불과하다. 췌장암이 발병하면 5년 이내에 10명 중 9명이 사망한다는 의미다. 우리나라 암환자의 5년 생존율이 70%가량 되는 것에 비하면 아주 낮은 편에 속한다. 심지어 췌장암 환자의 완치율은 10% 정도밖에 되지 않는다. 그래서 췌장암은 미리미리 예방하는 것이 중요하다.

췌장암의 전조 증상

췌장은 위장의 뒤쪽에 위치한 기관이다. 길이가 15cm 정도인 가늘고 긴 장기로 십이지장과 연결되어 있다. 췌장은 소화효소를 하루 2리터씩 만들어내는 중요한 기관이다. 또 인슐린을 분비하는 랑게르한스섬도 췌장 속에 있다. 췌장암은 심각해질 때까지 별다른 징후가 없어서 '침묵의 암'이라는 별명을 가지고 있다. 초기 발견이 어렵고 일단 발견되면 이미 늦은 경우가 많아서 완치가 어렵다.

등 통증이 유발되려면 이미 3기 이상 진행된 상태다

췌장암을 미리 진단하는 방법은 없는 것일까? 췌장암 증상 중에 가장 흔한 것이 등 통증이다. 많은 사람이 등 통증 때문에 췌장암을 의심하고 병원을 찾는다. 하지만 등 통증을 유발하는 원인은 워낙 다양해서 등에 통증이 있다고 무조건 췌장암은 아니다. 췌장암으로 등 통증이 유발되려면 이미 3기 이상 진행되어야 한다. 췌장암으로 인한 등 통증은 명치 뒤쪽으로부터 통증이 발생해서 한 시간 이상 지속되는 특성이 있다. 잠깐씩 발생하는 등 통증은 다른 원인일 가능성이 높다. 췌장암은 흔히 체중 감소와 식욕 감소, 혈당 상승, 묽은 변 등의 증상이 동반된다. 이러한 증상과 함께 등에 만성적이고 지속적인 통증이 발생한다면 병원 진료를 받아보는 것이 좋다.

황달은 췌장암의 초기 단계

췌장암으로 인해 췌장에서 소화액 분비가 감소하면 소화가 잘되지 않는다. 특히 흡수 장애가 생긴다. 우리가 먹은 음식이 단백질, 탄수화물, 지방에서 아미노산, 포도당, 지방산으로 잘게 부서지지 않기 때문이다. 또 췌장에 종양이 생기면 췌장에서 십이지장으로 연결된 관이 막히는 경우가 많다. 담낭에서 담즙을 분비하는 관과 췌장에서 소화액을 분비하는 관이 하나로 연결되어 있기 때문이다. 그래서 담즙이 십이지장으로 흘러나오지 못하고 역류해서 황달 증상이 나타난다. 황달은 눈의 흰자나 피부가 노랗게 변하는 특징을 가진 증상이다. 황달은 췌장암의 초기 단계에 나타나는 경우가 많아서 이때 발견되기만 하면 치료 가능성이 커진다.

췌장암을 유발하는 최악의 음식

탄산음료, 과일 주스, 에너지드링크

과당은 이미 과학적으로 췌장암을 유발하는 검증된 식품 중 하나다. 과당이 혈액을 끈적하게 만들고 췌장암을 유발한다. 과당은 과일 속에 함유된 당이라고 해서 과당이라고 부른다. 흡수가 빠르고 몸에서 신속하게 에너지원으로 이용된다. 사실 과일에 들어있는 천연상태의 과당은 문제가 없다. 과당을 과일로부터 추출해서 만든 액상과당이 좋지 않다. 주로 옥수수에서 추출한 액상과당을 음료나 과자에 많이 사용한다.

UCLA 안토니 헤니 박사에 따르면 췌장암 세포는 분화와 증식에 과당Fructose을 사용한다고 한다. 일반적으로 과당은 탄산음료, 빵 등 여러 음식에 함유되어 있다. 헤니 박사는 실험실에서 췌장암 세포에 과당과 포도당을 공급해 배양시켰는데 그 결과 세포의 과당 및 포도당 대사 과정이 완전히 다른 것으로 나타났으며 세포 증식에는 과당이 사용되는 것을 알아냈다고 한다. 또한 미국 여성 8만 8,000명을 대상으로 한 연구에 따르면 과체중이고, 인슐린 저항성이 있으며, 과당을 섭취한 여성들이 그렇지 않은 여성에 비해서 췌장암 발병 위험률이 53% 증가했다고 한다. 하지만 과일을 섬유질이 풍부한 천연상태로 먹을 때는 이러한 위험이 없다. 과일에 풍부한 섬유질이 과당의 흡수를 방해하기 때문이다. 과일은 자연 그대로 섭취하기를 권한다.

가공식품은 마약에 가깝다

영국 일간지 〈데일리메일〉에 따르면 일부 과학자들이 가공식품이 기본적으로 담배만큼 중독성이 강하고 해로워서 가공식품을 중독성 약물로 분류할 것을 주장했다고 한다. 이 과학자들은 가공식품이 뇌에 기분 변화를 유발하고, 중독을 강화하고, 갈망을 초래하는 특성이나 성분을 가지고 있다고 주장한다. 맛은 있지만 칼로리, 지방, 설탕 또는 소금 함량이 높아서 비만과 만성질병을 유발한다고 한다. 미국 미시간대 심리학과 애슐리 기어하트 교수는 〈데일리메일〉과의 인터뷰에서 "가공식품은 맛과 식감에서 자연식품과 너무 다르면 오히려 마약에 가깝다"고 말했다. 또한 미국 버지니아공대에서 건강행동연구를 하는 알렉산드라 디펠리시안토니오 교수는 "가공식품은 더 이상 음식이라고 할 수 없으며 중독성 물질을 전달하도록 설계된 제품"이라고 말했다.

많은 연구에 따르면 가공식품은 대장암, 신장암, 알츠하이머병 같은 질병이 급증하는 원인이라고 한다. 최근 연구에서는 유방암, 대장암,

췌장암 발생률 증가의 원인으로 가공식품을 지목하고 있다. 브라질에서 나온 또 다른 연구에서는 젊은 나이에 사망하는 5명 중 1명이 가공식품과 관련이 있다고 한다. 이제 가공식품도 담배와 비슷한 방식으로 규제하는 시대가 올지도 모르겠다.

알코올로 인해 염증이 반복되면 암세포가 자란다

술은 정말 건강에 도움이 안 된다. 과음이 췌장에 염증을 유발하는 가장 주요한 원인 중 하나다. 췌장에 염증이 발생하면 췌장이 돌처럼 딱딱하게 굳어진다. 이것을 '섬유화 현상'이라고 한다. 이러한 섬유화가 지속되면 췌장 세포가 비가역적으로 손상되기 때문에 췌장의 기능을 회복시킬 수 없게 된다. 염증이 반복되는 곳에 돌연변이 세포가 자라고 암이 생기는 것이다. 췌장염, 췌장암이 걱정된다면 반드시 술을 끊어야 한다. 술을 많이 마시면 복부비만이 잘 생기고 중성지방 수치도 높아진다. 중성지방 수치가 높아지면 췌장염이 잘 발생한다.

붉은색 육류는 췌장암 발생을 36% 높인다

붉은색 육류는 대장암과 직장암을 유발하는 식품으로 널리 알려져 있다. 2009년 미국 국립보건원의 보고에 따르면 붉은 육류를 즐기는 사람은 그렇지 않은 사람에 비해 췌장암 발생률이 36%가량 높다고 한다. 붉은 육류를 소화하기 위해 췌장에서 많은 췌액을 분비해야 하기 때문이다. 세상 이치가 다 그렇듯 많이 쓰면 고장이 나게 마련이다. 맛난 음식만 찾지 말고 맛은 없지만 건강에 좋은 섬유질을 많이 섭취할 것을 권한다.

췌장암을 예방하는 음식

양파

존스홉킨스대학은 진지발리스균이 입에서 서식하면 췌장암 발병 위험이 59% 높아진다고 발표했다. 진지발리스균은 치주질환의 원인이 되는 세균이다. 잇몸에 염증이 있는 사람은 그 손상 부위에 진지발리스균이 침투해서 염증을 유발하고, 염증반응물질이 혈액을 타고 전신을 돌다가 췌장에도 염증을 유발하고 결국 췌장암이 발생할 수 있다.

진지발리스균을 제거하는 데 양파가 아주 좋다. 양파의 매운맛인 알리신 성분은 항바이러스 효과와 항균 효과가 탁월하다. 양파 조각을 3분 내외로 씹어주는 것을 반복하면 입 속 세균을 제거할 수 있다. 양파를 미리 썰어놓고 20~30분 지난 후에 씹으면 효과가 극대화된다.

마늘

마늘에는 황, 아르기닌, 올리고당류, 플라보노이드 등의 영양소가 풍부하다. 이런 성분들이 췌장 조직을 재생하고 췌장 기능을 활성화한다. 또한 마늘의 아르기닌 성분은 췌장을 튼튼하게 만든다. 마늘을 많이 먹는 사람은 췌장암 위험이 54% 감소한다는 연구 결과가 있다.

고구마, 시금치, 브로콜리, 복령, 체리

고구마를 꾸준히 섭취하면 췌장암 위험이 50% 감소한다. 시금치도 좋다. 시금치에 함유된 베타인과 루테올린이 췌장암 세포의 형성을 차단한다. 그 외에 브로콜리의 아피제닌도 췌장암 예방에 효과가 있다.

한약재 중의 하나인 복령(버섯)도 췌장암 발생과 연관 있는 MMP 유전자를 차단해서 췌장암을 예방한다. 또 체리에 풍부한 각종 항산화제와 페릴릴 알코올이 췌장암 예방에 도움이 된다.

췌장암을 부르는 최악의 음식과 예방하는 음식

❶ 등 통증: 췌장암 초기에는 발견이 쉽지 않다

❷ 황달: 췌장의 종양은 담관을 막아 담즙 역류를 유발한다

❸ 탄산음료, 과일 주스, 에너지드링크: 과당이 췌장암 위험을 높인다

❹ 가공식품: 가공식품은 마약에 가깝다

❺ 알코올: 염증을 유발하고, 염증이 반복되면 암세포가 자란다

❻ 붉은 고기: 붉은색 육류는 췌장암 발생을 36% 높인다

❼ 췌장암을 예방하는 음식: 양파, 마늘, 고구마, 브로콜리, 복령, 체리

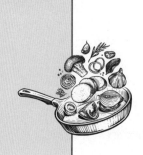

신장암을 예방하려면 식후에 마늘·양파 ·레몬즙을 먹자!

신장암은 한 해 6,000명 정도의 환자가 발생하고, 전체 암 중에서 2.4% 정도의 비율을 차지한다. 특히 신장암은 50~70대 중년 남성에게 자주 나타나는데, 요즘은 중년 남성뿐만 아니라 기름진 음식, 패스트푸드 등의 섭취로 인해 청년과 여성들도 신장암 발병 추이가 증가하고 있다. 신장암은 조기 발견하면 생존율과 완치율이 높지만, 초기 증상이 없어 조기에 발견하기가 쉽지 않다. 또 조기에 발견해서 수술이 잘 돼도 신장 기능이 점점 떨어지기 때문에 나중에 투석을 받아야 하는 경우도 많다. 그래서 평소에 미리미리 신장암을 예방하고 관리하는 것이 중요하다.

신장에서 생성하는 호르몬 관련 물질

신장은 우리 몸의 피를 걸러내서 체내 노폐물을 제거하고, 소변을 만들어 배출하는 기능을 한다. 지용성 노폐물은 간에서 제거하고, 신장은 주로 물에 녹는 수용성 노폐물들을 제거한다. 그뿐만 아니라 신장은 혈압을 조절하고, 혈액을 생산하는 데도 관여하는 중요한 장기다. 신장에서 생성하는 호르몬 관련 물질은 다음과 같다.

- 레닌은 혈압과 혈액의 양을 유지하는 역할을 한다.
- 신장에서 프로스타글란딘의 일부가 만들어져 신장혈관을 확장하고 혈류량을 증가시킨다. 신장의 혈류량이 증가하면 소변량이 증가한다.
- 신장에서 만들어지는 호르몬 중에 에리트로포이에틴이 있다. 에리트로포이에틴은 조혈 인자다. 에리트로포이에틴이 혈액 성분을 생산하는 골수를 자극해서 적혈구 세포의 생산을 증가시킨다. 대부분의 만성 신장병 환자에게서 발생하는 빈혈은 신장에서 에리트로포이에틴 생산이 저하되기 때문이다.

신장암을 예방하는 음식

미국 국립암연구소가 '최고의 항암 식품'으로 꼽은 마늘

마늘은 한국인의 최애 식품이라고 해도 과언이 아니다. 마늘은 면역력에 좋은 식품인데, 미국 국립암연구소도 마늘을 '최고의 항암 식품'으로 꼽았다. 마늘 속에는 알리신, 셀레늄, 유기성 게르마늄, 알릴디설파이드 등 항암 작용을 하는 성분이 풍부하여 암 억제와 예방에 도움을 준다.

또한 마늘은 혈관 건강에도 탁월하다. 마늘의 매운맛을 내는 알리신이 혈액 속 암을 유발하는 활성산소를 제거하고 몸속에서 살균, 해독작용을 한다. 알리신은 혈관을 확장해 산화질소의 합성을 자극하고 혈압을 높이는 안지오텐신 II 의 생성을 억제한다. 그래서 잠재적으로 건강한 혈류와 혈압에 도움을 준다. 마늘은 특히 생으로 복용하면 효과가 더욱 좋다. 매운맛을 싫어한다면 발효시켜 먹을 것을 권한다.

양파의 아조엔이 혈전 생성을 억제한다

양파는 혈관 건강을 지키는 대표적인 음식이다. 양파 속 퀘르세틴이 혈관벽의 손상을 막고 나쁜 콜레스테롤 LDL의 혈중 농도를 낮춰준다. 양파 특유의 매운맛을 느끼게 하는 유화아릴이 혈관을 확장하는 데 도움을 준다.

마늘에 풍부한 알리신은 양파에도 풍부하다. 앞에서 알리신이 혈액 속의 암을 유발하는 활성산소를 제거하고 몸속에서 살균, 해독작용을 한다고 설명했다. 그리고 양파 속 알리신은 열을 가하면 아조엔이라는 성분으로 분해된다. 아조엔이 피떡이라 불리는 혈전 생성을 억제하고, 혈관을 확장해서 혈액순환을 원활하게 한다. 그뿐만 아니라 인슐린 분비도 도와서 당뇨병과 합병증인 신장암을 예방하는 데 효과가 있다. 양파도 마늘처럼 생으로 복용해야 항염증 효과가 더욱 커진다. 항염증 효과가 항암 효과로 이어지기 때문이다.

레몬즙은 혈압을 내리고 신장결석을 예방한다

레몬에는 플라보노이드 성분이 많이 함유되어 있다. 플라보노이드 성분이 염증을 억제하고, 혈관 기능을 개선하고, 콜레스테롤 수치를 건강하게 유지한다. 그래서 레몬을 꾸준히 먹으면 혈압이 낮아진다. 그뿐만 아니라 레몬에 함유된 구연산은 칼슘 옥살레이트 축적으로 생기는 신장결석을 막아주어 신장결석을 예방하는 데도 도움이 된다. 또한 구연산의 성분인 구연산염은 소변의 산성화를 방지해서 작은 크기의 결석을 파괴한다.

레몬을 먹을 때는 껍질을 함께 먹는 것이 좋다. 레몬 껍질에 항산화 성분과 필수지방이 풍부하기 때문이다. 비타민C가 레몬 과육보다 껍질에 5~10배 더 많이 함유되어 있다.

신장암 예방 주스

> **준비 재료**
> 마늘 100g, 양파 50g, 레몬 1개(레몬 한 개에서 나오는 레몬즙의 양은 50~60g 정도다.)

❶ 먼저 마늘과 양파, 레몬을 잘 씻는다. 특히 레몬은 껍질에 항산화 성분이 풍부하므로 껍질을 깨끗하게 세척하는 것이 중요하다. 레

몬은 수입산이 대부분이어서 껍질에 묻어있는 농약이나 방부제 성분을 꼼꼼히 닦아내야 한다. 레몬에 베이킹소다를 넣고 물을 넣어 문질러서 닦아준다. 그리고 뜨거운 물을 레몬에 부어서 20초 정도만 담가둔다. 이때 농약이나 이물질이 제거되도록 레몬을 이리저리 굴려주면 좋다. 이렇게 1차 세척하고 난 후에 레몬을 헹궈서 2차 살균 작업을 진행한다. 물에 식초를 넣어서 레몬을 약 10분 정도 더 담가둔 후에 헹구면 된다.

❷ 마늘 100g, 양파 50g, 레몬 1개를 모두 믹서기에 넣고 갈아준다.

❸ 잘 갈아 만든 마늘·양파·레몬즙을 병에 담고 밀봉한다.

❹ 상온에서 7일 정도 숙성 발효한다. 발효하는 동안 하루에 한 번씩 꼭 저어주어야 한다.

❺ 7일간 발효가 끝나면 걸러서 건더기는 버리고 즙만 취한다.

❻ 병에 담아 밀봉한 후에 냉장고에 보관한다.

❼ 이렇게 만든 마늘·양파·레몬즙 2스푼을 물 한 컵에 섞어서 하루 2~3회 식후에 한 번씩 복용한다. 위장이 약한 사람은 속쓰림이 생기는 경우가 가끔 있다. 이때는 마늘·양파·레몬즙의 양을 조금만 넣고 묽게 해서 먹으면 된다.

신장암 예방 주스

❶ 레닌: 혈압 상승, 혈류량 증가, 소변량 증가

❷ 에리트로포이에틴: 조혈 인자

❸ 신장암 조기 발견: 생존율과 완치율이 높다

❹ 마늘: 알리신, 혈관 확장

❺ 양파: 아조엔, 혈전 생성 억제

❻ 레몬즙: 혈압을 내리고 신장결석 예방

❼ 신장암 예방 주스: 마늘+양파+레몬즙

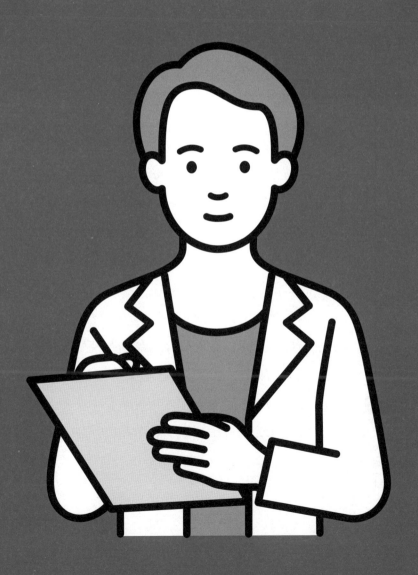

3장

마흔 이후의 최강 식사

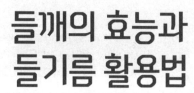

들깨의 효능과
들기름 활용법

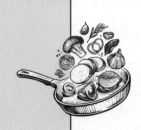

건강관리에 예민한 사람들은 기름을 반드시 피해야 할 음식으로 간주하고 고깃국을 끓일 때도 기름을 걷어내고, 소고기를 구워 먹을 때도 기름 있는 부위는 모두 잘라내고 먹는다. 하지만 기름은 중요한 영양소여서 기름을 적당히 먹지 않으면 우리 몸에 탈이 난다.

들깨는 백발노인이 먹으면 검은 머리가 다시 난다는 전설이 있다. 조선 말기 간행된《방약합편》에 들깨는 뼛속에 있는 골수를 보해주고, 갈증과 해수를 없애줄 뿐만 아니라 몸속의 독소를 제거하고, 혈액을 깨끗이 해준다고 밝히고 있다.

우리 몸을 구성하는 기름 성분

삐쩍 마른 사람들은 추위를 많이 탄다. 체중에 비해서 표면적이 넓고 열 손실이 크기 때문이다. 그만큼 몸에 기름이 부족하다는 말이다. 우리 몸을 구성하는 모든 세포의 세포막은 기름 성분 즉 인지질을 가지고 있다. 피부는 가죽이다. 가죽을 기름 성분인 왁스로 닦듯이 피부를 광나게 하려면 기름으로 닦아줘야 한다. 화장품 중에 영양 크림은 모두 유분을 함유하고 있다.

우리 몸을 구성하는 기름 성분은 크게 중성지방과 콜레스테롤이 있다. 1) 중성지방은 주로 에너지로 사용하거나 저장하는 기름이다. 중성지방은 기름을 많이 먹는 것보다 탄수화물을 많이 먹는 것이 더 나쁘다. 탄수화물을 많이 먹으면 여분의 탄수화물이 모두 중성지방으로 바뀐다. 2) 반면에 콜레스테롤은 몸을 형성하는 세포와 세포막을 구성하는 주요성분이다. 세포의 신호 전달과 신경 전도에 관여하고, 성호르몬과 스트레스호르몬의 생성에도 이용된다. 콜레스테롤은 먹어서 공급받는 영양분이 아니다. 음식으로 우리 몸에 들어오는 콜레스테롤은 20% 정도밖에 안 된다. 콜레스테롤은 대부분 간에서 합성된다. 필요할 때 우리 몸이 스스로 만들어내는 것이다. 그래서 간 기능이 중요하다. 술을 많이 마시거나, B형 간염이 있으면 콜레스테롤 관련 대사질환이 잘 생긴다. 사실상 콜레스테롤을 먹는 것은 큰 의미가 없지만, 그래도 20% 정도는 내가 관리할 수 있다는 의미에서 좋은 콜레스테롤을 우리 몸에 공급해 주는 것이 중요하다. 사람들이 영양제로 오메가3를 많이 먹는 이유다.

오메가3 기름 직접 복용하기

오메가3를 식품으로 섭취하는 가장 좋은 방법은 기름을 직접 복용하는 것이다. 주로 올리브오일을 가장 많이 찾는다. 하지만 올리브오일보다 더 좋은 기름이 들기름이다. 우리나라 사람들은 전 세계 사람들이 전혀 먹지 않는 것을 많이 먹는다. 그중 하나가 깻잎이다. 들기름은 들깨의 씨앗에서 뽑은 기름이다.

진료할 때 환자들이 들기름과 참기름 중 어느 것이 더 좋은지 물어보곤 한다. 참기름은 참깨의 씨앗이다. 들기름과 참기름은 둘 다 좋은 기름이긴 하지만 참깨와 들깨는 전혀 다른 과의 식물이다. 참깨는 잎이 가늘고 긴 형태이고, 들깨는 우리가 쌈으로 먹어서 아는 것처럼 넓은 잎을 가지고 있다. 들기름은 오메가3의 함량이 높고, 참기름은 오메가6의 함량이 높아서 건강을 위해 기름을 먹을 때는 들기름을 먹는 것이 더 좋다.

보통 씨앗에서 기름을 추출할 때는 고온에 볶아서 추출하면 더 많은 기름을 생산할 수 있다. 그런데 고온에서 추출하면 벤조피렌 같은 발암물질이 나오기도 하고 영양소가 파괴되기 때문에 저온 압착 방식으로 추출한 것이 더 좋다.

들깨의 효능

오메가3, DHA가 풍부하여 뇌 건강에 도움을 준다

들깨는 오메가3 지방산을 다량 함유하고 있다. 오메가3 지방산의 가장 탁월한 효능은 뇌신경을 활성화하는 것이다. 오메가3의 구성 성분인 DHA가 뇌세포를 재생하는 주요성분이다. 그래서 뇌세포 간의 연결을 원활하게 하고, 신경전달물질의 전달을 촉진하고, 두뇌 작용을 활발하게 하여 학습 능력을 향상한다. 하지만 오메가3 지방산은 체내에서 합성되지 않기 때문에 고등어, 꽁치, 정어리 같은 등푸른생선과 가리비, 꼬막, 바지락 같은 어패류 등 식품으로 섭취해야 한다.

이런 동물성 식품 말고 식물성 중에서 오메가3 지방산을 다량 함유한 대표적인 것이 바로 들깨다. 들깨는 오메가3 필수지방산인 알파 리놀렌산을 60% 이상 함유하고 있다. 알파 리놀레산을 충분히 복용하면 손상된 뇌세포를 보호·재생하고, 학습 능력 향상 및 기억력 개선에 효과를 볼 수 있다. 들깨를 많이 먹으면 뇌 건강뿐만 아니라 치매 예방에도 도움이 된다.

중성지방 감소, HDL 상승으로 혈관 건강에 좋다

오메가3 지방산의 주요 효능은 혈액순환을 돕고, 혈관을 청소하고, 혈전 생성을 막아주는 것이다. 한 연구에 따르면 오메가3 지방산을 꾸준히 복용하는 경우 중성지방 수치가 현저히 감소하고, 고밀도 지단백질을 증가시킨다고 한다. 또한 오메가3 지방산이 질소산화물의 생체 이용을 증가시켜서 혈관 건강이 향상된다고 한다. 산화질소의 생성을 촉진하기 때문에 혈관 확장을 유도해서 혈압을 내려주는 효과가 있다. 이렇게 중성지방과 콜레스테롤 수치를 낮추고 혈압을 내려주는 효과가 있어서 고혈압, 뇌졸중, 동맥경화 같은 심혈관질환을 예방한다. 오메가3를 꾸준히 섭취하면 심혈관질환의 25% 정도가 감소한다는 연구 결과도 있다. 혈액순환이 좋지 않거나 심장질환이 있는 사람에게 들깨가 필요한 이유이기도 하다.

염증표지자 감소로 항염증 효과가 있다

들깨에는 비타민A, B1, B2, E, F 등 주요 비타민이 다량 함유되어 있다. 또한 오메가3 지방산이 항염증 효과가 아주 강하다. 들깨를 꾸준히 섭취하면 C-reactive 단백질과 인터루킨-6과 같은 염증 표지를 낮추는 데 도움이 된다.

오메가3가 풍부한 들깨를 꾸준히 섭취하면 관절염 환자들의 소염제 복용량을 줄일 수 있고, 심지어 약을 끊을 수 있을 정도로 효과가 있다. 필자는 평소 면역력이 약해서 감기에 자주 걸리거나 위염, 장염 등 배탈이나 피부질환이 잦은 사람에게 들깨를 많이 먹으라고 권한다. 특히 역류성식도염으로 목에 통증이 있거나 이물감으로 고생하는 경우, 그리고 위축성위염으로 위장벽이 얇아져서 속쓰림이 있는 사람은 들기름을 매일 한두 스푼 정도 복용하면 좋다. 들기름이 식도벽과 위벽을 보호하고, 상처를 빨리 아물게 하고 부드럽게 만들어주기 때문이다.

비타민F는 건강한 피부를 만든다

들깨에는 비타민F가 풍부하다. 비타민F는 알파 리놀렌산과 리놀렌산을 합쳐서 부르는 명칭이다. 비타민F는 불포화지방산으로서 신체 대사의 조절, 질병 예방 등의 중요한 역할을 한다.

들깨에는 비타민F와 함께 비타민E도 풍부하다. 이것이 피부 미용에 도움을 준다. 자외선으로 상처가 난 피부의 회복에 들기름의 효과가 뛰어나다. 들기름을 복용하거나 피부에 직접 바르면 된다. 그뿐만 아니라 들깨에는 로즈마린산과 루테올린이 다량 함유되어 있다. 로즈마린산과 루테올린이 주근깨와 기미의 원인이 되는 멜라닌 색소의 생성을 막아준다. 또 자외선을 차단하고 피부 염증을 억제해서 건강한 피부를 유지하는 데 도움을 준다.

풍부한 식이섬유가 변비를 예방한다

들깨는 식이섬유 함량이 매우 높아서 변비 개선에 효과가 크다. 오메가3 지방산과 식이섬유의 조합이 변비 개선에 더 큰 효과를 낸다. 들깨의 변비 개선 효과는 예로부터 널리 알려져 있다. 조선의 임금인 인조 재위 10년째 되던 해, 인조의 어머니인 인헌왕후가 몸에 고열과 오한, 변비로 자주 쓰러지는 일이 있었다고 한다. 그때 인헌왕후가 변비를 없애기 위해 들깨로 만든 임자죽(荏子粥)을 복용하고 변비가 깨끗하게 사라졌다. 변비가 있는 사람은 들깨로 만든 임자죽 혹은 들깨 강정을 강력히 추천한다.

들깨(들기름)의 효능

❶ 우리 몸을 구성하는 기름 성분: 중성지방과 콜레스테롤

❷ 오메가3, DHA 풍부: 뇌 건강에 도움

❸ 중성지방 감소, HDL 상승: 혈관 건강에 도움

❹ 염증표지자 감소: 항염증효과

❺ 비타민F: 피부 건강에 도움

❻ 풍부한 식이섬유: 변비 예방

매실청보다 효과가
더 뛰어난 레몬즙

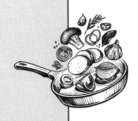

매실청은 소화장애가 있을 때 먹는 천연소화
제다. 유기산이 풍부하여 만성피로가 있을 때도
효과가 있다. 간을 해독하는 효능도 있어서 숙취
해소를 위해 복용하기도 한다. 또한 장내 유해균
을 제거하는 효능이 뛰어나서 과민성대장증후군
이 있는 경우에 많이 먹는다. 이렇게 효능이 많
은 매실청보다 더 효과가 좋은 식품이 있는데 그
것은 바로 레몬즙이다.

레몬즙을 꾸준히 먹으면 좋은 점

지방간 제거

레몬은 특히 비타민C가 풍부한 식품이다. 그래서 우리 몸속에서 해독작용을 돕는다. 매일 아침 레몬즙을 한 잔씩 꾸준히 마시면 간 기능을 활성화하고 지방간을 제거한다.

지방간을 제거하는 또 다른 음식으로는 라임이 있다. 한약재 중에는 민들레도 좋다. 담즙의 분비를 촉진하는 민들레와 레몬을 함께 복용하면 지방간을 제거하는 효능이 배가된다.

콜레스테롤 감소로 혈액 정화

필자의 한의원을 찾아오는 분 중에 콜레스테롤 약을 먹지 않는 사람이 거의 없다. 대부분 당뇨약, 고혈압약, 콜레스테롤 약을 세트로 복용하고 있다. 레몬은 혈액을 정화하고 콜레스테롤을 내려주는 대표적인 식품이다. 레몬즙을 꾸준히 먹으면 해독작용은 물론 동맥 속의 혈전 형성을 억제하고 고혈압을 내려준다. 콜레스테롤을 내릴 때 많이 먹는 식품이 오메가3 지방산인데, 매일 아침 레몬즙 한 잔에 들기름을 한 스푼 타서 먹으면 심장질환 예방은 물론 나쁜 콜레스테롤을 없애주는 최고의 방법이 된다.

체중이 감소하는 다이어트 효과가 있다

레몬의 성분이 인슐린 저항성을 낮춰주기 때문에 당대사가 활발해진다. 또한 레몬에 풍부한 펙틴 성분이 포만감을 준다. 레몬은 체내의 독성 물질을 신장과 방광으로 배출하는 천연이뇨제 역할도 한다. 그래서 혈액을 맑게 하고 부종을 방지한다. 특히 레몬에 함유된 시트르산은 칼슘이 뭉쳐 돌이 되는 것을 막아서 신장결석의 발생을 예방한다. 레몬은 콜레스테롤 저하 효능이 있어서 혈중 지방 수치가 낮아지게 하여 다이어트 효과를 발휘한다. 매일 아침 레몬즙을 한 잔씩 먹으면 날씬한 몸매를 만들 수 있다.

풍부한 비타민C가 피부 노화를 방지한다

레몬은 항산화물질이 풍부해서 세포 손상을 예방하고 피부 노화를 느리게 한다. 레몬즙에 풍부한 비타민C가 우리 몸속의 아미노산이 교원질로 합성되는 것을 도와서 피부 세포를 활성화한다. 비타민C는 면역력 향상에 꼭 필요한 비타민으로 감기나 독감, 코로나바이러스로부터 우리 몸을 지켜주는 필수영양소다. 레몬의 면역력 향상 효과는 상처 치유를 촉진하고 뼈와 연골의 성장을 촉진할 뿐만 아니라 항암 효과도 크다. 인삼차 반에 레몬즙 반을 혼합해서 먹으면 면역력 향상에 더욱 좋다. 매일 레몬·인삼차를 한 잔씩 마시면 피부가 10년은 젊어질 것이다.

풍부한 유기산이 만성피로 해소

레몬에 풍부한 유기산이 체내 에너지대사를 촉진하여 만성피로를 해소한다. 우리 몸의 모든 세포는 시시각각으로 에너지를 생산한다. 우리가 먹은 음식과 산소와 물을 합쳐서 구연산회로를 돌리면 에너지가 발생한다. 이때 필요한 유기산을 레몬이 제공한다.

피로를 개선하는 또 하나의 음식이 맥주효모인데, 매일 아침 맥주효모와 함께 레몬즙을 한 잔 먹으면 매일매일 활력이 넘치게 될 것이다. 만성피로를 유발하는 주요 원인 중에 만성염증이 있다. 만성염증을 제거하는 프로폴리스와 함께 레몬즙 한 잔을 먹으면 염증도 제거하고 피로도 개선하는 최고의 음식이 된다.

레몬즙을 매일 마시면 좋은 이유

❶ 지방간 제거: 해독작용

❷ 콜레스테롤 감소: 혈액 정화

❸ 체중 감소: 다이어트 효과

❹ 피부 노화 방지: 풍부한 비타민C

❺ 만성피로 해소: 풍부한 유기산

사과는 껍질째 먹어라

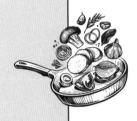

　필자는 사과 중에서 부사가 제일 맛있는 줄 알
았는데, 요즘은 홍로가 입맛에 잘 맞는다. 100g
짜리 사과 하나는 약 57kcal로 칼로리가 높은 편
이다. 당뇨나 체중 관리에 민감한 사람은 신경
쓰일 수도 있지만 사과를 매일 한두 개씩 껍질째
먹으면 좋은 이유가 있다.

사과의 효능

장내 유익균의 먹이가 된다

"사과를 아침에 먹으면 금, 점심에 먹으면 은, 저녁에 먹으면 독"이라는 말이 있는데, 이 말이 어디서 나왔는지는 모르지만 전혀 근거가 없다. 사과는 아침, 점심, 저녁 어느 때 먹어도 좋다. 사과를 먹기 꺼리는 사람 중에는 장이 안 좋은 경우가 많은데, 사과를 먹고 나면 변이 뭉치지 못하고 사과 알갱이들이 소화되지 않은 상태로 변기에 둥둥 떠다닌다고 하소연한다. 사과는 식이섬유가 풍부한 음식이다. 그런데 사람은 식이섬유를 소화할 수 없어서 장이 조금 약한 사람에게 나타나는 반응이고 지극히 정상이다. 사과는 장에서 흡수되지 않고 장 속에 사는 유익균의 먹이가 되어 장내 유산균을 길러준다. 프리바이오틱스 역할을 하는 것이다. 또한 사과의 식이섬유가 장내 독소를 제거해서 장을 청소한다. 장에서 발생하는 암모니아와 황화합물, 중금속 그리고 지방 찌꺼기들을 흡착해서 몸 밖으로 빼내는 역할도 한다.

사과에 함유된 폴리페놀은 강력한 항산화제

폴리페놀은 식물이 자외선이나 활성산소, 포식자 등으로부터 자신을 보호하기 위해 만드는 물질이다. 그 종류로는 탄닌, 플라보노이드, 카테킨 등이 있다. 폴리페놀이 우리 몸속에 들어오면 강력한 항산화 물질로 작용한다. 그래서 염증을 가라앉히고, 산화 손상으로부터 우리 몸을 보호한다. 또한 생물체 안의 산화 및 환원 반응 작용, 해독작용, 생체 조직의 호흡에 관계하는 중요한 물질인 글루타치온 같은 항산화물질을 재생하는 역할도 한다. 한마디로 다양한 항산화물질이 배설되는 것을 막아주고 재활용할 수 있게 도와주는 것이다.

이런 폴리페놀이 사과에 여러 종류 함유되어 있다. 특히 사과 껍질에는 프로시아니딘과 카테킨의 한 종류인 에피카테킨, 클로로제닉산, 플로리진, 쿼르세틴 등 여러 종류의 플라보노이드 성분이 풍부하게 들어있다. 이러한 물질은 과육에도 있지만, 사과 껍질에 2~3배 이상 더 많이 들어있다. 쿼르세틴의 경우에는 과육에는 없고 사과 껍질에만 있다. 이러한 폴리페놀이 우리 몸에 들어와서 강력한 항산화 작용을 하는데, 특히 사과와 토마토를 매일 먹는 사람은 폐 기능 회복에 큰 도움이 된다는 연구 보고가 있다. 미국 존스홉킨스 공중보건대학의 연구에 따르면 담배를 피우다가 금연한 사람이 사과와 토마토를 즐겨 먹게 되면 손상된 폐를 회복하는 데 크게 도움이 되고, 건강한 사람도 폐 기능 저하 속도가 현저히 늦춰진다고 한다.

사과 껍질에 풍부한 에피카테킨은 근육량을 늘려준다

우리 몸에 꼭 필요한 폴리페놀 중에서 사과 껍질에 풍부한 두 가지가 있다. 그중 한 가지는 에피카테킨이라는 강력한 항산화물질로서 우리 몸에 작용하여 암 발생과 암세포의 돌연변이를 억제한다. 또한 에피카테킨은 근육량을 늘리는 데도 효과가 있다. 많은 사람이 열심히 운동하는데도 근육량이 일정 수준 이상 늘지 않는 경험을 한다. 그 이유는 우리 몸에 있는 마이오스타틴 때문인데, 이것은 인체 내 근육 발달이 정상 범위 내에서 이루어지도록 제어하는 단백질이다. 마이오스타틴은 사람마다 가지고 있는 양이 달라서 적게 가진 사람일수록 근육이 발달하고, 많이 가진 사람은 근육이 덜 발달한다. 이 마이오스타틴을 억제하여 근육량이 늘어날 수 있는 조건을 만드는 것이 에피카테킨이다. 에피카테킨을 많이 섭취하면 운동으로 근육량을 늘리는 데 큰 도움이 된다. 에피카테킨 덕분에 근육량이 늘어나면 근육의 에너지대사도 훨씬 활발해지고 결과적으로 체중 감량도 된다.

또한 에피카테킨은 LDL 콜레스테롤 흡수를 억제하여 그 수치를 낮춰주고, 혈압상승을 억제해서 고혈압, 뇌졸중 발병을 예방한다. 또한 혈당 상승을 억제하여 당뇨병을 예방하거나 치료에 도움을 주며, 지방대사를 억제하여 체지방 감소에도 효과가 있다.

사과 껍질에 풍부한 퀘르세틴은 호흡기 감염 예방

사과 껍질에 풍부한 두 번째 폴리페놀은 퀘르세틴이다. 각종 알레르기가 있는 사람들이 많이 섭취하는 보충제 중 하나가 퀘르세틴이다. 퀘르세틴은 항알레르기 기전 연구가 활발한 물질로, 특히 알레르기성 비염, 아토피성 피부염에 긍정적인 효과가 있는 것이 밝혀지고 있다. 이처럼 퀘르세틴 역시 강력한 항산화물질로 우리 몸을 산화시키는 활성산소를 억제하는 데 중요한 역할을 한다.

그런데 퀘르세틴이 풍부한 채소나 과일 특히 사과 껍질을 먹게 되면 세포의 염증을 감소시키고 염증이 일어나는 경로나 기능을 조절하여 면역을 증진하고 비만을 억제한다. 여러 연구 보고에 따르면 퀘르세틴을 충분히 섭취한 실험군이 그렇지 않은 대조군에 비해서 호흡기 감염 비율이 현저히 낮았는데, 특히 운동선수의 경우 격렬한 운동을 한 후 퀘르세틴을 충분히 공급하면 면역 관련 질병 발생률과 상부 호흡기 감염 발병률이 감소했다. 이처럼 놀라운 역할을 하는 퀘르세틴은 사과 과육이 아닌 껍질에 풍부하게 들어있다는 사실을 꼭 기억하자.

사과 껍질에 풍부한 우르솔산은 근육량 증가, 지방간 감소

사과의 껍질에는 다양한 폴리페놀 외에도 우르솔산이라는 물질이 풍부하게 들어있다. 과일의 껍질이 반질반질하고 만졌을 때 약간 끈적거리는 느낌이 있는데 그것은 천연 왁스층 때문이다. 사과도 천연 왁스층이 두꺼운 과일 중 하나다. 사과가 왁스층을 만드는 이유는 해충과 자외선으로부터 스스로 보호하기 위해서다. 이 왁스 성분 중 하나가 우르솔산이다.

미국의 한 연구에서 쥐에게 우르솔산을 투여하는 실험을 했다. 쥐를 굶긴 후에 우르솔산을 투여했더니 근육이 마르지 않았고, 정상적으로 식사하는 쥐에게 우르솔산을 투여했을 때는 근육이 잘 늘어났다. 근육이 보존되고 늘어나면 에너지 생성이 좋아진다. 또 지방간과 대사증후군이 있는 뚱뚱한 쥐에게 우르솔산을 투여했을 때는 근육과 갈색지방이 늘어난 반면 지방간과 혈당은 줄어드는 효과가 나타났다. 근육과 갈색지방이 늘어나면 기초대사량이 증가한다. 그래서 지방간이나 대사증후군을 감소시키는 효과가 있다.

이처럼 사과 껍질은 효능이 다양하므로 껍질을 깎아서 버리지 말고 사과를 껍질째 먹기를 권한다.

사과 세척법

식약처와 농촌진흥청에서는 사과 세척법을 안내했다. 사과를 물속에 1분 이상 푹 담가두면 껍질에 묻어있는 농약이 녹아 나온다. 그 후에 흐르는 물에 잘 씻는다. 여기서 끝이 아니다. 이렇게 하면 수용성 농약은 씻겨 나가지만 지용성 농약은 잔류할 수 있으므로 시중에 파는 '담금주용 소주'를 사용해보자. 알코올 도수가 높은 소주가 사과 껍질에 붙어 있는 지용성 농약을 싹 녹여 없애준다. 물과 소주의 비율은 10:1 정도면 적당하다. 사과에 붙어 있는 몸에 해로운 미생물까지 없애버리고 싶다면 소주와 함께 식초를 같은 비율로 섞으면 된다. 이때도 역시 사과를 1분 이상 소주, 식초 용액에 담근 후에 흐르는 물에 깨끗이 씻어서 먹자.

사과 껍질의 효능

❶ 프리바이오틱스 역할: 장내 유익균의 먹이가 된다

❷ 폴리페놀 함유: 강력한 항산화제

❸ 사과 껍질에 풍부한 에피카테킨: 근육량을 늘려준다

❹ 사과 껍질에 풍부한 퀘르세틴: 항알러지 효과, 호흡기 감염 예방

❺ 사과 껍질에 풍부한 우르솔산: 근육량 증가, 지방간 감소

❻ 소주와 식초에 담가 씻으면 농약 등 부산물 제거

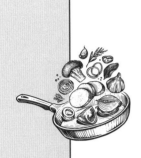

성기능 걱정 40대의 남성호르몬 분비를 증가시키는 '이것'

40이 훌쩍 넘어가면 몸 상태가 예전 같지 않다. 특히 남성은 40대 이후 남성호르몬 분비가 줄어들면서 성기능 저하뿐만 아니라 근력 감소, 골다공증, 복부비만, 정신적으로 불안, 우울증이 생기고, 의욕과 자신감이 떨어지고 심지어는 기억도 가물가물해지는 변화가 찾아온다. 남성호르몬 감소가 꼭 남성에게만 영향을.주는 것은 아니다. 여성에게도 남성호르몬이 중요하다.

여성에게도 테스토스테론이 충분해야 하는 이유

남성호르몬인 테스토스테론은 남성뿐만 아니라 여성의 성욕에도 깊이 관여한다. 여성도 테스토스테론이 충분해야 애액 분비가 원활해져서 성교통이 발생하지 않고 성적 쾌감을 증가시키므로 오르가슴에 도달하는 것을 도와준다. 여성의 골다공증 예방에도 테스토스테론이 관여한다. 여성도 충분한 양의 남성호르몬이 분비되어야 기분이 좋아져서 우울증, 불안증 같은 정서장애가 생기지 않는다. 그러나 여성에게 너무 많은 테스토스테론이 분비되면 체중이 증가하거나 다모증, 여드름 같은 부작용이 생길 수 있으니 주의해야 한다. 무엇이든 과하면 좋지 않다.

Tip 호르몬 요법

요즘 남성갱년기다 뭐다 해서 호르몬 요법이 유행하고 있다. 남성호르몬을 직접 주사로 맞거나 약물로 복용하기도 한다. 하지만 호르몬을 직접 체내로 투입하는 것은 부작용이 매우 크다. 심근경색, 심부전, 뇌졸중, 우울증뿐만 아니라 고환이 위축되어 불임을 초래할 수도 있다. 남성호르몬을 증가시키는 영양분은 천연에서 골라 자연 그대로 섭취하는 것이 가장 좋다.

남성호르몬 분비를 증가시키는 영양분

비타민A와 철분

비타민A는 지용성 비타민이고 체내에서 합성할 수 없으므로 매일 섭취해야 한다. 한 연구에 따르면 성장이 느린 10대 청소년에게 비타민A를 6개월 동안 복용시켰더니 테스토스테론 분비가 증가했다고 한다. 이 연구에서 10대 청소년에게 비타민A와 철분을 함께 투여했는데 그 결과가 마치 남성호르몬을 투여한 것과 유사하게 나왔다. 그래서 남성호르몬이 부족할 때는 비타민A가 풍부한 소와 돼지의 간, 지방이 많은 생선, 달걀노른자, 우유, 치즈 등을 먹으면 좋다. 여기에다 철분이 풍부한 붉은색 살코기, 스테이크, 해산물, 달걀, 콩, 굴, 시금치 등을 곁들이면 테스토스테론 분비에 도움이 된다.

비타민D는 칼슘 흡수를 돕고 뼈 형성에 관여

요즘 필자가 진료하는 환자 중에 비타민D를 챙겨 먹지 않는 경우가 거의 없다. 대부분 병원 검사에서 비타민D가 부족하다는 진단을 받는다고 한다. 실내 생활이 증가해서 그런 것일까? 비타민D는 햇볕을 충분히 받으면 부족해지지 않는다. 너무 실내에만 있지 말고 충분한 광합성을 할 것을 권한다.

2014년 부산의대 연구팀의 결과 보고에 따르면 한국 중년 남성의 85%가 비타민D 부족 또는 결핍 상태이고, 비타민D가 부족한 남성의 경우 테스토스테론의 혈중 농도 역시 부족하다는 상관관계가 밝혀졌다. 비타민D는 지용성 비타민이다. 미네랄 항상성과 뼈 형성에 중요한 역할을 한다. 칼슘 흡수를 도와서 뼈를 형성하고 유지한다. 또 인체의 면역세포가 항체를 생산하도록 유도해서 면역력을 높이고, 관절과 근육의 편안함을 유지하고, 우울증을 예방하는 효능도 있다. 칼슘뿐만 아니라 철, 마그네슘, 아연과 유리 테스토스테론Free testosterone의 흡수를 도와주는 역할을 한다. 비타민D가 많이든 음식은 달걀, 연어, 송어, 버섯, 대구 간유가 있다. 이런 음식을 먹고 햇볕도 많이 쬐면 남성호르몬 생성에 큰 도움이 될 것이다.

비타민E는 남성호르몬 생성과 근력 유지에 도움

비타민E는 땅콩, 잣, 호두 같은 견과류와 아보카도, 현미, 멍게, 바지락에 많이 함유되어 있다. 남성의 정자 수와 활동성을 향상시킬 뿐만 아니라 정자의 DNA와 세포막 손상을 차단해서 정자 기형 예방에도 도움이 된다. 비타민E를 토코페롤이라고도 부른다. 생식기능을 돕고 불임이나 습관성 유산을 치료하는 효능이 있어서 붙여진 이름이다. 남성호르몬 생성과 근력 유지에 도움이 될 뿐만 아니라 여성불임에도 중요한 역할을 한다.

비타민C는 정자 생산을 늘려서 생식능력 향상

한 연구에 따르면 비타민C가 정자 생산을 늘려서 생식능력을 높인다고 한다. 비타민C와 E는 정자가 생성될 때 일어나는 정상적인 산화반응이 과하게 일어나지 않도록 방어하는 대표적 항산화물질이다. 산화반응이 지나치면 정자의 DNA가 손상되어 남성 난임으로 이어질 수 있다. 미국 버클리대 연구팀의 발표에 따르면 22~80세 남성 80명을 대상으로 조사한 결과 평소 비타민C를 많이 복용한 남성의 정자 DNA 손상이 약 20% 적다고 한다. 비타민C가 많이 함유된 토마토, 귤, 브로콜리, 감자, 오렌지, 레몬, 자몽을 많이 먹으면 좋다.

아연은 테스토스테론 생산 증가, 전립선 건강에도 필요

아연(Zn)의 효능은 여러 가지가 있지만 그중 돋보이는 것이 바로 정자 생성 능력 촉진이다. 남성호르몬인 테스토스테론의 생성에 밀접하게 관여하기 때문이다. 그래서 남성의 성욕과 정력, 생식능력을 강화하려면 먼저 아연을 챙겨야 한다. 또 아연은 전립선 건강에도 다량 필요한 영양소이고, 전립선비대증이 있을 때 복용하면 효과가 뛰어나다. 다만, 아연은 중금속이기 때문에 과다 복용은 삼가야 한다. 아연은 자연 그대로 굴, 쇠고기, 달걀노른자, 소간, 닭고기, 두부에서 섭취하기를 권한다.

남성호르몬 분비를 증가시키는 약차 재료

육종용

육종용은 일명 '사막 인삼'이라고도 한다. 중국 북부와 몽골에서 자라기 때문에 국산은 없고 100% 수입산이다. 《동의보감》에 따르면 '오장육부가 허약하여 피로한 증세와 7가지 정력 손상을 치료하고, 음경이 아픈 것을 없애주고 강하게 한다. 정력과 기운을 더하고 자식을 많이 낳게 한다. 발기부전과 여성불임을 치료한다. 허리와 무릎을 따뜻하게 한다. 남자의 정액이 새어 나오는 것과 여자의 냉대하와 생식기 통증을 치료한다'라고 기록되어 있다. 그래서 한방에서는 남성의 양기를 보하는 데 많이 처방되는 약재 중 하나다.

인삼

우리 몸의 기운을 살려주고 면역력을 높여주는 식품을 '아답토젠'이
라고 한다. 그중 하나가 인삼이다. 인삼은 남성호르몬을 증가시키는
효능이 강력하다.

> **Tip** 아답토젠
>
> 아답토젠(Adaptogen)은 다양한 스트레스에 대한 적응력을 향상시키는 항스트
> 레스성 자연물질이다.

계피

계피의 신남알데히드 성분이 테스토스테론의 분비를 촉진한다. 특
히 생강과 함께 복용하면 더욱 효과가 크다. 생강과 계피는 모두 혈관
을 확장하는 작용을 하여 활력을 증진한다.

육종용, 인삼, 계피, 생강을 함께 배합하면 비법 약차가 완성된다. 육
종용과 인삼을 4~8g 배합하고, 계피와 생강은 맛이 맵기 때문에 용량
을 조금 줄여 2~4g 정도 배합한다. 그래도 맵게 느껴지면 꿀을 조금 타
서 먹거나, 대추를 4g 정도 추가하자. 500~1,000cc 물에 넣어 끓이고
10% 정도 졸인다. 하루 2~3회 100cc씩 복용하면 남성호르몬 분비 촉
진에 큰 도움이 된다.

남성호르몬 분비를 증가시키는 음식

❶ 호르몬요법은 부작용이 많다

❷ 비타민A와 철분: 소와 돼지의 간, 달걀노른자, 우유, 시금치, 굴, 콩, 해산물

❸ 비타민D: 칼슘 흡수를 돕고 뼈 형성에 관여

❹ 비타민E: 남성호르몬 생성과 근력 유지에 도움

❺ 비타민C: 정자 생산을 늘려서 생식능력 향상

❻ 아연: 테스토스테론 생산 증가, 전립선 건강에도 필요

❼ 비법 약차: 육종용+계피+인삼+생강

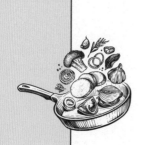

빈뇨, 피로, 숙취,
기침이 사라지게 하는
오미자차

　색깔이 고운 차를 고르라고 하면 단연 오미자
차다. 오미자는 특히 여름에 시원하게 에이드
로 만들어서 마신다. 갈증 해소에 좋고 자양 강
장 작용을 하여 더위로 땀을 흘리고 입맛 없을
때 오미자 에이드가 입맛을 되살려 준다. 오미자
는 중국 고서인 《신농본초경》에 가장 품질이 좋
은 오미자는 고구려에서 생산되고, 과육이 많으
면서 시고 달다'는 기록이 있다. 고서에도 기록되
어 있듯이 오미자는 한방에서 폐를 보하고 신장
을 돕는 중요한 약재다. 오래된 기침, 당뇨 치료
에 도움이 된다.

오미자차의 효능

오미자는 다섯 가지의 맛이 난다고 해서 오미자라고 이름 지어졌다. 차뿐만 아니라 화채 국물로도 활용된다. 오미자는 신맛이 강할수록 품질이 좋다.

신맛이 입맛을 살려준다

오미자가 갖고 있는 특유의 쌉싸름한 맛과 새콤한 맛이 식욕을 돋워준다. 오미자, 매실, 오렌지 등의 신맛은 침 분비를 증가시키기 때문이다. 입맛뿐 아니라 기운도 없다면 맥문동과 인삼, 오미자를 배합하여 차를 만들어 마시면 기운 보충에 효과가 탁월하다. 비율은 4:2:1로 하면 되는데 이것을 생맥산이라고 하며 여름철에 마시는 한방 보약이다. 기운이 없을 때는 인삼의 양을 조금 늘려서 먹으면 좋다.

가래 끓을 때, 기침, 기관지염에 효과가 있다

가래의 원인은 다양하다. 감기에 걸렸거나, 기침을 오래 하여 호흡기가 약해졌거나, 먼지가 많고 오염된 공기에 노출되었거나, 담배를 피우거나 하면 가래가 끓는다. 각각의 경우마다 필요한 약재가 달라진다. 하지만 폐 기능이 약해서 끓는 가래라면 오미자가 효과가 있다.

오미자는 폐 기능이 약해서 발생하는 기침, 기관지염에도 효과가 있다. 오미자가 수분 공급을 증가시켜 가래를 묽게 만든다. 수분이 부족하면 가래가 끈끈해지고 잘 배출되지 못하는데 이때 오미자청으로 진한 차를 만들어 마시면 좋다. 마른기침으로 깊은 잠을 못 이루는 사람에게도 효과적이다. 천식이나 마른기침 증상이 있는 사람은 잠자리에 들기 전에 따뜻한 오미자차를 한 잔 마시면 기침도 잦아들고 잠도 푹 자게 될 것이다.

불면증에는 오미자와 하수오, 꿀을 배합해서 차로 마시자

불면증이 있을 때도 오미자를 마시면 좋다. 불면증의 원인은 다양하지만 심리적인 요인으로 잠을 못 잘 때는 오미자와 하수오, 꿀을 배합해서 차로 만들어 마시면 마음의 안정을 찾는 데 도움이 된다. 마음이 차분해지고 안정되면 잠들기 전에 드는 불안감과 걱정들을 완화할 수 있다.

이명에는 다진 잣을 오미자차에 넣어서 마시면 좋다

귀에서 소리가 나는 이명 증상은 귀 자체에 문제가 있어서 생기기도 하지만 기운이 허해져서 나타나는 경우도 많다. 또한 몸에 특별한 이상이 없지만 스트레스로 인해 이명이 발생하기도 한다. 교감신경이 과흥분되면 청신경에서 잡음이 발생한다. 또 코로나 감염 후유증으로 신경이 약해지거나 몸이 허약해져서 이명이 발생하기도 한다. 이럴 때는 다진 잣을 오미자차에 넣어서 마시면 좋다. 원기 회복 효과 때문에 이명 증상 완화에 효과를 볼 수 있다. 잣에 들어있는 올레산, 리놀렌산을 비롯한 불포화지방산이 혈관을 청소한다. 그래서 궁합이 좋은 잣과 오미자를 함께 섭취하면 혈액순환이 살아나면서 효능이 증가한다.

갈증을 동반한 빈뇨

당뇨가 있는 사람은 소변이 자주 마렵다. 당뇨의 주된 증상이 갈증, 다뇨이기 때문이다. 오미자차는 폴리페놀류의 항산화물질이 풍부하여 혈당조절에 도움이 된다. 오미자의 붉은빛이 바로 항산화물질인 안토시아닌의 색이다. 그래서 혈당을 내리고 빈뇨 증상을 완화한다. 다만 이 경우에는 당분이 함유된 오미자청보다는 당분이 없는 오미자차가 좋다.

이 외에도 오미자는 혈압강하 작용도 있다. 오미자의 신맛 성분에 포함된 말산과 타르타르산이 심장 활동을 도와서 혈압을 조절한다. 오미자는 특이하게도 간 기능 개선에도 도움이 된다. 지질의 과산화 작용을 억제하여 간 기능을 보호하고 숙취를 해소한다. 또 B형 간염을 억제하는 효과도 있다. 오미자의 시잔드린 성분이 간염바이러스에서 발현되는 X protein과 결합하여 B형 간염바이러스의 증식을 억제한다. B형 간염이 있는 사람은 오미자차를 많이 마시기를 권한다.

오미자차 만드는 법

집에서 오미자차를 만들 때는 말린 오미자 두 큰술과 물 세 컵을 약한 불에서 10분 정도 끓인 다음 체로 걸러 건더기는 버리고 추출액만 마신다. 취향에 따라 설탕이나 꿀을 조금 첨가해서 마셔도 좋다. 오미자는 약간의 떫은맛이 있다. 이 떫은맛을 좋아하지 않는 사람은 먼저

물을 끓인 다음에 오미자를 넣어서 천천히 우려내면 된다. 더 간단하게는 따뜻한 물에 오미자만 넣어서 우려먹어도 좋은데 스테인리스 거름망을 사용해보자.

물에 넣는 오미자의 양은 딱 정해진 것이 없으므로 기호에 따라서 가감하면 된다. 진한 맛을 좋아하면 오미자를 더 많이 넣는다. 오미자는 한 번 우려내고 버리지 말고 두세 번까지 우려내서 먹어도 영양분이 살아 있다.

집에서 말린 오미자를 우려내어 차로 마시는 것이 번거롭고 귀찮다면 오미자 분말을 구입해 먹으면 된다. 맹물에 오미자 분말을 타서 마시거나 우유, 두유, 요구르트, 플레인 요구르트 등에 넣어서 영양 간식으로 먹어도 좋다.

요리에도 오미자 가루는 활용도가 높다. 밥 지을 때 오미자 가루를 넣어주면 색이 붉은 예쁜 밥을 지을 수 있다. 파스타나 수제비 반죽을 할 때 오미자 가루를 넣으면 천연색소 효과도 내고 영양도 높여준다. 또 쿠키나 빵 만들 때 반죽에 활용해도 좋다.

오미자는 꼭 말려서 먹어야 하는 것은 아니다. 생과로 구입할 수도 있다. 제철일 때는 생오미자, 철이 아닐 때는 냉동 오미자를 구입한 후에 설탕이나 꿀을 넣어서 오미자청을 만들 수 있다. 이렇게 만든 오미자청을 온수나 생수에 5배 정도 희석해서 먹으면 된다. 좀 진하게 먹어도 부작용이 거의 없어서 취향에 따라 묽기를 조절해도 무방하다. 얼음물이나 탄산수에 넣어서 여름철에 시원하게 에이드로 즐겨도 좋고, 겨울철에는 온수에 넣어 따뜻하게 차로 즐길 수 있다. 또한 고기에 곁들여 먹는 소스나 샐러드 소스로 활용해도 괜찮다.

오미자는 화채로 만들어도 좋다. 오미자를 찬물에 담가 하룻밤 우려내주면 빨갛게 물이 든다. 이 물에 기호에 따라 설탕이나 꿀, 올리고당 등을 넣고, 배나 잣을 첨가하면 오미자화채가 완성된다. 이렇게 만든 오미자화채는 보기에도 좋고, 마시기도 편하고, 갈증 해소, 감기 예방, 감기 증상 개선, 간 기능 개선, 숙취 해소, 기력 회복에 뛰어나다.

다섯 가지 맛 오미자차의 효능

❶ 신맛이 입맛을 살려준다
❷ 가래 끓을 때, 기침, 기관지염에 효과가 있다
❸ 불면증에는 오미자와 하수오, 꿀을 배합해서 차로 마시자
❹ 이명에는 다진 잣을 오미자차에 넣어서 마시면 좋다
❺ 갈증을 동반한 빈뇨 증상을 완화한다
❻ 혈압을 내리고 간염을 억제하는 효능이 있다
❼ 오미자 에이드, 오미자청, 오미자화채 등 다양한 요리로 즐길 수 있다

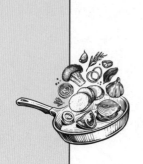

몸이 냉하고
손발이 찰 때 먹으면
효과가 탁월한 참옻

추위를 잘 타고 몸이 냉한 이유는 혈액순환이 안 되기 때문이다. 우리 몸의 혈액은 보일러 물과 같다. 온수가 잘 흐르는 곳은 따뜻한 아랫목이 되고, 온수가 흐르지 못하는 곳은 냉골이 된다. 우리 몸의 혈액순환도 같은 원리다. 혈액이 구석구석 잘 흐르면 몸이 따뜻해지고, 피가 잘 통하지 않으면 몸이 냉해진다. 우리 몸의 혈액순환을 돕고 에너지 생산을 촉진하는 대표적인 열성 약재는 인삼, 부자, 생강, 계피, 건칠 등이 있다. 그중에서 효험이 가장 좋은 약재는 옻나무의 껍질을 말린 건칠이다.

나이가 들수록 체온을 잘 유지해야 한다

환절기에 몸이 냉한 사람은 괴롭다. 바깥 공기가 차면 몸이 더 서늘해지기 때문이다. 왜 몸에 열이 많고 반대로 몸이 냉한 사람이 있을까? 몸이 냉한 사람 중에는 한여름에도 두꺼운 양말을 신고 내복을 입고 다니기도 한다. 그러나 몸에 약간 열이 있는 사람은 에너지가 풍부하여 겨울에도 반소매 차림으로 다닌다. 몸에 열이 있는 사람이 대부분 건강하다.

사람은 36.5도의 체온을 유지하면서 살아야 하는 항온동물이다. 그래서 끊임없이 에너지를 만들어야 한다. 날씨가 추우면 에너지를 더 만들기 위해 노력하고, 날씨가 더우면 몸을 식히기 위해 에너지가 필요하다. 사람의 일생을 통해서도 에너지의 변화가 생긴다. 한의학에서는 양(陽)의 기운이 강한 아이들을 가리켜 '순양지체(純陽之體)'라고 한다. 사람은 3~4kg으로 태어나서 60~70kg이 될 때까지 엄청난 세포분열을 한다. 하지만 중장년을 지나면 몸의 체온이 급격히 식어간다. 그래서 나이가 들수록 어떻게 하면 체온을 잘 유지하고 에너지 생산을 잘할까를 고민하는 것이 건강관리의 핵심이다.

몸을 따뜻하게 하는 데 필요한 조건

유전 30%, 환경 70%

우리 몸을 따뜻하게 유지하려면 어떻게 해야 할까? 중요한 첫 번째 조건은 유전이다. 부모님의 몸이 따뜻한지 차가운지를 살펴보아야 한다. 하지만 후성유전학에서는 유전 30%, 환경이 70%라고 한다. 사람의 사는 환경과 경험이 몸의 유전자 발현을 바꿀 수 있다는 것이다. 냉성 체질을 타고났더라도 열심히 노력하면 열성 체질로 어느 정도 바뀔 수 있다.

운동으로 출력 상승

우리 몸은 자동차와 다르다. 자동차는 공장에서 출고될 때 2,000~3,000cc 등 출력이 정해져서 나온다. 하지만 우리 몸은 운동을 통해서 근육을 만들고, 심폐를 강화해서 지구력을 만들면 출력이 올라갈 수 있다. 운동선수들이 겨울에 동계 훈련을 열심히 하고 나면 봄여름에 충분한 체력으로 경기를 뛸 수 있지만, 겨울에 쉬어버리면 다음 해 경기에서 좋은 성적을 거둘 수 없는 것처럼 사람의 몸은 운동 여부에 따라서 에너지의 수준이 달라진다. 아무리 강한 체력을 가진 사람도 몇 달만 쉬면 예전의 체력이 나오지 않는다. 그래서 운동을 꾸준히 해야 하고, 운동을 하면 근육이 커지고, 심장이 강해지고, 폐활량이 증가한다. 그 결과로 에너지를 더 많이 만들고 몸이 더 따뜻해진다. 몸이 냉한 사람에게 운동은 선택이 아니라 필수다.

긍정적인 마인드

기분은 혈액순환에 큰 영향을 미친다. 기분이 좋으면 음식 소화도 잘되고 대사량도 증가한다. 반대로 기분이 나쁘고, 우울하고, 불안하고, 화가 나면 스트레스호르몬이 분비되면서 혈관이 수축하고 염증도 증가한다. 그래서 에너지 수준이 떨어지고, 더 피곤해지고 몸이 가라 앉게 된다. 항상 긍정적인 마인드를 가져야 우리 몸을 따뜻하게 유지할 수 있다.

체중 감소가 가장 위험

사람은 음식을 먹어서 에너지를 만들기 때문에 적절한 음식 섭취가 중요하다. 위장병을 앓아서 음식을 먹지 못하는 사람이 한의원을 찾아 와서 상담 중에 "위가 아프고 거북하고 답답해서 차라리 음식을 먹지 않는 것이 편하다"고 한다. 음식을 먹지 않으면 당연히 체중이 빠지는데, 30kg 초반까지 체중이 빠져서 한의원에 오시는 분도 있다. 체중이 급격히 빠져버리면 우리 몸은 에너지를 만들 수 없어서 더 냉해지고, 추위를 더 많이 탄다. 에너지가 부족하므로 심장, 간, 위장, 췌장, 콩팥, 심지어 뇌까지 기능을 제대로 할 수 없는 다장기 부전에 빠지고, 면역 력도 뚝 떨어진다. 그래서 에너지를 만들기 위해 어떡하든 뭔가를 먹을 수 있도록 해야 한다.

따뜻한 음식, 찬 음식

그럼 어떤 음식을 먹어야 할까? 우리가 먹는 음식은 저마다 성질이 있어서 어떤 음식은 차고, 어떤 음식은 따뜻한 성질을 가지고 있다. 이 성질을 구별하는 방법은 아주 쉬운데, 그것은 맛을 보는 것이다. 브로 콜리, 결명자, 알로에처럼 맛이 쏩쓸한 음식들은 대부분 찬 성질이다.

또 맛이 달거나 매운 음식들은 대부분 따뜻한 성질을 가지고 있다. 따뜻한 음식이 혈액순환과 에너지 생산을 돕는다. 따뜻한 성질을 가진 고추, 생강, 마늘 같은 향신료들은 대부분 맵고, 인삼, 대추, 황기 같은 보익제들은 대부분 단맛이 들어있다.

옻나무 껍질을 말린 건칠(乾漆)

우리 몸의 혈액순환을 돕고 에너지 생산을 촉진하는 대표적인 열성 약재는 인삼, 부자, 생강, 계피 등이 있다. 그보다 더 효험이 좋은 약재는 옻나무의 껍질을 말린 건칠이다.

옻닭을 먹고 나면 열이 훅 오른다. 그만큼 열성이 강하기 때문이다. 하지만 옻닭을 먹고 고생하는 사람도 많다. 옻에는 우루시올이라는 성분이 들어있어서 알레르기를 유발한다. 우리는 이것을 '옻 오른다'고 하는데, 옻의 독성은 너무 강해서 옻나무 근처에만 가도 옻이 오르기도 하고, 옻나무를 끓이는 증기를 쐬기만 해도 옻이 오른다. 피부과 원장들의 말을 들어보면 해마다 봄이 되면 옻나물과 옻닭을 먹고 알레르기가 생겨서 오는 분들이 많다고 한다.

알레르기를 유발하는 우루시올 성분을 제거하는 방법은 여러 가지가 있다. 우루시올은 휘발성 물질이어서 주로 끓이거나 볶아서 제거하는 방법을 많이 사용했는데 최근에는 발효 혹은 화학적으로 우루시올을 제거하는 방법이 개발되었다. 그래서 이제는 안심하고 참옻의 효능을 즐길 수 있고, 알레르기 없이 복용할 수 있는 식품도 구입할 수 있다. 인터넷 검색을 해보면 참옻 진액을 포함하여 여러 가지 상품들을 판매한다.

참옻의 효능

참옻은 기본적으로 열성 약재이고, 옻의 주성분인 우루시올에 효능이 많다. 혈액순환을 도와서 몸을 따뜻하게 해주고, 강력한 항암, 항염증 작용을 한다.

옻에는 우루시올 외에도 여러 가지 좋은 성분들이 많다. 주로 플라보노이드 성분들인데, 연구에 따르면 남성호르몬이 여성호르몬으로 전환되는 것을 막아서 남성의 갱년기를 예방하고, 남성의 정자 운동성과 정자 수를 증가시키는 효능도 있다. 또한 몸이 냉한 여성의 생리불순과 생리통에도 효과가 있다. 자궁의 혈액순환이 나빠져서 발생하는 자궁근종과 자궁내막증에도 효과가 있다고 알려져 있다.

참옻은 특히 위장질환에 아주 좋다. 위와 장이 냉해서 혈액순환이 되지 않고, 위산 분비가 잘되지 않고, 위장을 보호하는 점액의 분비가 원활하지 않고, 위장 운동이 떨어질 때 특별한 효과가 있다.

평소 몸이 냉하여 손발이 차고, 위장 기능이 약하고, 성기능이 떨어지는 사람에게 딱 좋은 약재가 바로 참옻이다. 여기서 참옻은 야생 옻이 아니고 우루시올을 제거한 참옻 추출물을 가리킨다.

옻은 면역이 생기지 않는다

알레르기만 없다면 진짜 옻을 먹으면 되는데 이것이 쉽지 않다. 한국인의 약 30%는 이미 옻에 감작이 되어 있다고 한다. 옻을 이용한 가구들 때문이다. 이것이 무슨 말이냐 하면, 한 번도 옻을 보지 못했는데 우리 몸은 이미 옻에 대한 항체를 가지고 있다는 것이다. 그래서 옻을 먹기만 하면 전신성 접촉피부염이 발생하게 되므로 항상 조심해야 한다.

옻을 처음 먹고 아무런 반응이 나타나지 않는 사람도 있는데, 그 이유는 보통 1~2일이 지나야 옻이 올라오기 때문이고 더 느리게 반응이 오기도 한다. 처음 먹었을 때는 아무런 반응이 없어서 '나는 옻 체질인가 보다' 하고 다시 옻을 먹었는데 바로 피부가 뒤집히는 경우가 있다. 이것을 지연형 알레르기 반응이라고 한다. 그래서 옻을 먹고 아무런 느낌이 없다고 해서 안심해서는 안 된다. 옻은 면역이 생기지 않는 음식이다. 그래서 한번 옻이 올랐던 사람은 다음에 반드시 옻이 오르게 되어 있다. '여러 번 계속 먹어서 면역을 만들겠다'는 시도는 하지 말기를 권한다.

몸이 차서 냉하고, 손발이 시리고, 배가 차고, 자궁이 냉하고, 정력이 약한 사람의 혈액순환을 도와주는 최고의 음식은 옻이다. 우루시올의 독성을 제거한 참옻 추출물을 추천한다.

참옻은 혈액순환 개선에 최고의 음식

❶ 몸이 따뜻한 사람이 몸이 냉한 사람보다 더 건강하다

❷ 따뜻한 체질은 유전성이 강하다

❸ 운동과 긍정적인 마인드, 음식으로 체질을 바꿀 수 있다

❹ 음식 중에 가장 혈액순환을 돕는 것이 참옻이다

❺ 참옻은 알레르기가 심하다. 전신성 접촉피부염을 유발한다

❻ 참옻의 우루시올을 제거한 참옻 추출물은 알레르기가 발생하지 않는다

손발 저림과 손끝, 발끝 통증의 원인은 혈액순환 장애

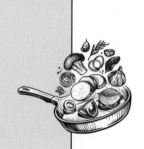

한의원에서 진료하다 보면 주로 연세가 많은 어르신들이 손발 저림을 호소한다. 손발 저림은 기본적으로 혈액순환이 잘되지 않아서 나타나는 증상이다. 손과 발은 심장에서 가장 먼 곳이어서 피가 원활하게 잘 돌지 못하는 경우가 생긴다. 아이들은 혈관 탄력성이 뛰어나지만 나이가 들면 근육이나 관절만 굳는 것이 아니라 말초혈관의 순환장애가 자주 발생한다. 손과 발의 작은 혈관들이 막혀버리는 것이다. 대동맥처럼 큰 혈관들은 크기가 커서 막히려면 시간이 오래 걸린다. 하지만 손끝과 발끝의 모세혈관들은 약간의 염증이나 손상에도 잘 막힌다.

혈관을 열어주는 산화질소

당뇨병의 주요 증상은 손끝, 발끝 통증과 손발 저림이다. 혈액 내의 당분이 모세혈관에 염증을 일으키거나 흐름을 방해하기 때문이다. 또한 스트레스를 심하게 받아도 손끝과 발끝 모세혈관이 닫혀버린다. 스트레스를 지속해서 받게 되면 교감신경이 과흥분하면서 가슴, 얼굴과 머리로 가는 혈류량은 증가하고, 손발로 가는 혈액의 흐름이 감소한다. 손끝과 발끝으로 오던 혈액이 중간에 돌아가 버려서 머리는 뜨끈뜨끈 열이 나고, 손발은 차디차지는 것이다.

우리 몸의 혈액순환을 조절하는 인자 중에 중요한 물질이 있다. 그것은 NO$^{\text{Nitrogen monoxide}}$ 즉 산화질소다. 산화질소는 질소 하나와 산소 하나가 결합한 기체 화합물로서 우리 몸속에서 중요한 신경전달물질로 작용한다. 산화질소의 대표적 기능이 혈관을 확장하고 혈소판 응집을 막아서 혈전을 예방하는 것이다.

산화질소가 건강관리에서 유명해진 계기가 있다. 바로 화이자라는 제약회사에서 만든 비아그라 때문이다. 고혈압을 치료하는 약을 개발하다가 발기불능을 치료하는 효과가 발견되어 전 세계적으로 빅히트를 치게 된 약이 비아그라다. 이 비아그라의 작용 원리가 산화질소의 분비를 조절하는 것이다. 산화질소의 분비가 증가하면 cGMP라는 물질이 증가하고 평활근과 말초혈관이 이완되면서 혈액의 순환량이 늘어난다. 그래서 남성의 성기가 커지고 힘이 불끈불끈 솟는 것이다.

조금 더 구체적으로 설명해보면, 산화질소가 나와서 cGMP를 증가시키면 말초혈관이 확장되면서 피가 돌게 된다. 그래서 비아그라를 먹으면 성기의 해면체 혈관이 확장되고 피가 모이면서 발기가 된다. 그런데 이 cGMP를 억제하는 물질이 있다. PDE-5 단백질인데, 이것이 많이 있으면 cGMP가 활동하지 못한다. 반대로 PDE-5 단백질을 없애버리면 cGMP가 증가하면서 혈관이 확장된다. 비아그라는 이 점을 이용한다. 비아그라가 직접 산화질소를 만드는 것이 아니라 PDE-5 단백질을 억제한다. 그래서 산화질소가 원활히 활동하도록 돕는다.

여기서 주목해야 할 점이 있다. PDE-5 단백질은 우리 몸 대부분의 장기에 존재한다. 심장, 콩팥, 성기 등에 있고 심지어 뇌 속에도 존재한다. 그래서 PDE-5 단백질을 억제하면 콩팥의 기능이 좋아지고, 심장의 기능이 향상되고, 성기능이 왕성해진다. 뇌신경에 존재하는 PDE-5 단백질이 억제되면 뇌신경의 혈류량이 증가하고, 뇌신경의 시냅스 연결이 활성화되고, 인지기능이 향상된다. 그래서 치매 예방에도 효과가 있다. 결론적으로 손발 저림을 예방하고 혈액순환을 살려주면 동시에 치매 예방도 되는 것이다. 그 대신 부작용도 상당하여 비아그라를 용도 이외의 질환에 사용하는 것은 매우 위험하다.

부작용이 있는 비아그라 대신 산화질소의 분비를 증가시키는 방법이 있다. 그것은 산화질소의 분비를 증가시키는 음식을 섭취하는 것이다. 약물 대신 자연 그대로 음식에서 산화질소를 취하면 부작용이 거의 없다.

산화질소가 풍부한 음식

질산염이 풍부한 비트

비트에는 식이 질산염이 풍부하다. 영국의 엑시터대학교 연구팀은 질산염이 풍부하게 함유된 비트 주스를 78~80세 노인들에게 10일간 섭취하게 한 결과, 실험 대상자들의 혈관 건강과 인지기능을 높이는 좋은 세균의 비율이 증가하고 염증과 관련된 세균의 비율이 감소했다. 또한 수축기 혈압이 평균 5mmHg 감소했고, 산화질소의 농도도 더 높아졌다.

L-아르기닌이 풍부한 마늘

마늘은 L-아르기닌이라고 하는 아미노산이 풍부하다. 이 아미노산이 산화질소를 합성하는 효소를 활성화해서 산화질소의 수치를 높인다.

코큐텐이 풍부한 육류

육류와 해산물은 코엔자임Q10(코큐텐)이 풍부한 음식이다. 코큐텐이 산화질소를 보존하는 데 도움을 준다. 내장육과 지방이 많은 생선, 닭고기, 돼지고기 같은 근육질이 풍부한 육류에 코큐텐이 풍부하게 들어있다. 코큐텐은 세포 내 기관인 미토콘드리아에 존재하는 일종의 효소로서 ATP라고 하는 에너지 배터리를 생산할 때 꼭 필요하다. 아무리 좋은 음식을 많이 먹더라도 ATP가 생성되지 않으면 힘이 나지 않는다. 그래서 우리가 기운이 없을 때 먹는 영양제가 비타민B군, 코큐텐, 유기산 같은 것들인데, 이들이 모두 세포 내에서 에너지를 생산하는 크렙스 회로와 미토콘드리아의 전달계와 관련이 있다.

폴리페놀이 풍부한 다크초콜릿

다크초콜릿에는 강력한 항산화제인 폴리페놀이 풍부하다. 각종 연구에 따르면 폴리페놀은 우리 몸속의 산화질소 수준을 최적으로 설정하고, 심장 건강을 증진하고, 세포의 산화적 손상을 보호한다. 2018년 실험생물학회에 발표된 연구 자료에 따르면 카카오가 70% 함유된 유기농 초콜릿을 복용하면 뇌의 신경가소성이 높아지면서 기억력과 인지력이 높아지고, 기분을 고양한다고 한다.

질산염이 풍부한 녹황색 채소

2014년 영국 케임브리지 대학은 '질산염이 풍부한 채소를 많이 먹으면 혈전을 예방하고 심혈관질환의 발생을 막을 수 있다'고 발표했다. 특히 잎이 많은 채소류인 시금치, 케일, 양배추 등에 풍부하게 포함된 질산염이 우리 몸속으로 들어와서 산화질소로 전환되기 때문이다. 채소는 색깔이 짙을수록 질산염이 풍부하다.

비타민C가 풍부한 감귤류

오렌지, 레몬, 라임, 자몽 등의 감귤류는 산화질소 함량이 높지 않다. 하지만 비타민C가 풍부하여 체내 산화질소의 수준을 높여준다. 그래서 감귤류를 많이 섭취하면 혈압을 내리고, 심장질환의 위험을 감소시키고, 뇌신경의 기능이 향상된다.

혈액순환 촉진과 손발 저림 치료를 위한 추가 조건

산화질소가 풍부한 음식을 많이 먹는다고 해서 저절로 혈관이 확장되고, 혈액순환이 좋아지고, 뇌신경이 활성화되는 것은 아니다. 여기에는 두 가지 조건이 더 필요하다.

첫 번째 조건은 산화질소 작용에 관여하는 PDE-5 효소를 억제해야 한다는 것이다. 이 효소가 억제되어야 cGMP가 발현되면서 혈관이 확장된다. 한약재 중에 음양곽이 있다. 가지 셋에 잎이 아홉 개 붙어 있다고 해서 '삼지구엽초'라고도 불린다. 양이 음양곽을 먹고 하루에 교미를 100번 했다는 전설이 있다. 이탈리아의 볼로냐 대학 엔리카[Enrica] Bosisio 박사 연구팀의 발표에 따르면 음양곽이 성기능 향상에 도움이 되는 식물 중에서 PDE-5 단백질을 억제하는 효능이 가장 크다고 한다.

두 번째 조건은 운동이다. 혈액순환 촉진과 손발 저림 치료에 운동이 빠지면 좋은 음식을 많이 먹는다고 해도 아무런 소용이 없다.

혈관을 열어주는 산화질소가 풍부한 음식

❶ 질산염이 풍부한 비트
❷ L-아르기닌이 풍부한 마늘
❸ 코큐텐이 풍부한 육류
❹ 폴리페놀이 풍부한 다크초콜릿
❺ 질산염이 풍부한 녹황색 채소
❻ 비타민C가 풍부한 감귤류
❼ 추가 조건: PDE-5를 억제하는 음양곽, 운동

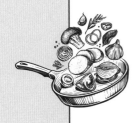

여성에게 좋은
최고의 음식 3가지

몸이 냉할 때 가장 심하게 증상이 나타나는 곳이 손발과 아랫배다. 장 기능과 소화 기능이 약하고, 생리통과 생리불순이 심하고, 자궁내막증이나 자궁에 혹이 있고, 냉이 많은 여성들이 한의원에 내원하면 이구동성으로 "아랫배가 차다"고 한다. 여성은 자궁이라는 기관이 있어서 아랫배의 혈액순환을 살리고 따뜻하게 유지하는 것이 무엇보다 중요하다.

여성의 아랫배를 따뜻하게 하는 음식

약쑥, 인진쑥, 개똥쑥

1) 쑥의 종류

쑥이 여성에게 좋다는 사실은 널리 알려져 있다. 쑥의 한약명은 애엽이다. 쑥의 종류는 많은데, 그중에서 가장 유명한 것이 약쑥, 인진쑥, 개똥쑥이다. 우리가 흔히 먹는 쑥은 약쑥이다. 약쑥은 싸주아리쑥, 사자발쑥 두 가지 종류가 있다. 약쑥은 성질이 따뜻해서 아랫배의 냉기를 치료한다.

인진쑥과 개똥쑥은 성질이 차서 황달, 지방간, 간염, 간경화, 간암 등의 예방에 사용한다. 그래서 몸이 냉한 사람은 함부로 복용하면 안 된다. 쑥은 아무데서나 잘 자라서 구하기 쉽지만 농약, 중금속 등에 오염이 잘 되어 아무 쑥이나 먹으면 안 되고 청정지역에서 생산되는 안전한 제품을 구입하여 먹는 것이 좋다.

2) 위염, 위궤양 치료

쑥의 주요성분 중에는 유파틸린이라는 성분이 있다. 이 성분이 위염과 위궤양을 치료하고, 항염증 작용도 하고, 간암, 위암, 혈암 세포의 사멸을 유도하는 효능이 있다. 한의서《식료본초》에 보면 '초봄에 채취하여 말린 떡으로 만들어 생강을 넣어 달여 먹으면 설사를 멎게 한다'는 기록이 있다. 그래서 필자는 소화 기능이 약한 사람에게 많이 처방한다.

양약 중에 한약을 이용한 약들이 많이 있는데, 그중에서 스틸렌이라는 제품이 있다. 한때 우리나라 처방 1순위 위장약으로 등극하기도 했던 약이다. 이 약의 주성분이 약쑥인 애엽추출물이다. 이것이 유파틸린이다. 위장의 점액분비를 증가시키고, 위벽 세포를 보호해주는 프로스타글란딘의 생합성을 촉진하고, 항산화작용과 해독작용을 하는 글루타치온의 생성을 증가시킨다. 그런데 진통소염제를 복용하면 프로스타글란딘의 분비가 억제되어 위염, 위궤양이 생긴다. 그래서 진통소염제와 함께 쑥으로 만든 스틸렌을 함께 처방해주어 처방 1순위 위장약이 된 것이다. 한약으로 만든 약은 한의사가 처방해야 제격인데 아쉽기는 하다.

3) 피부 미용

쑥의 시네올 성분은 피부 미용에도 도움이 된다. 약쑥으로 목욕하고 나면 피부에 얇은 막이 생겨서 추위에 강해지고 전신 혈액순환을 돕는다. 또한 쑥 추출물이 혈액의 응고시간을 단축하는 효능이 있어서 각종 출혈 질환에도 응용할 수 있다. 코피가 쉽게 나거나 치질로 출혈이 있을 때 쑥을 먹으면 좋다.

4) 쑥은 폐섬유증, 급성췌장염에 뛰어난 효능이 있다

쑥의 자세오시딘이라는 플라보노이드 성분이 유파틸린과 함께 위염, 위궤양을 개선하고, 간 기능 개선, 항당뇨, 비만 개선 등에 뛰어난 효능이 있다. 유파틸린 성분은 섬유화를 유발하는 TGF-베타를 억제하는 작용도 있어서 폐섬유화증 치료제로도 개발되고 있다. 가톨릭대 소화기내과 박원석 교수팀에 따르면 쑥에서 추출한 유파틸린이 염증인 자인 단백질 키나아제-1의 인산화 작용을 억제하여 급성췌장염 치료에도 도움이 된다고 한다.

5) 해풍, 해무 맞은 강화도, 백령도에서 생산된 쑥이 좋다

쑥은 서해안 섬 지역에서 자란 것이 좋다고 하는데, 해풍과 해무를 맞은 쑥이 효능이 더 좋기 때문이다. 그래서 공해가 없는 청정지역 즉 강화도와 백령도에서 생산된 약쑥을 최상품으로 친다. 앞에서 약쑥은 두 가지 종류가 있다고 했는데, 싸주아리쑥은 강화도와 백령도에서 예로부터 자생하던 품종이고, 사자발쑥은 싸주아리쑥의 개량종이다. 효능은 비슷비슷하다.

계피

계피는 생강과 더불어 냉증을 치료하는 주요 약재 중 하나다. 여성질환이 있을 때 한방에서 가장 많이 처방되는 약이 계지복령환인데, 하복부 통증이 있거나 피곤하고, 어깨가 결리고, 머리가 무겁고, 어지럼증이 있을 때 처방한다. 특히 여성질환인 월경 이상, 월경통, 갱년기장애가 있을 때 첫 번째로 선택하는 처방이다. 계지복령환은 자궁의 어혈을 치료하는 효능이 강해서 자궁내막증 환자에게도 자주 처방하여 불필요한 자궁내막 조직의 사멸을 유도한다. 이 처방의 주재료가 계피다.

계피의 주 효능은 혈관을 확장하여 혈액순환을 돕고 몸을 따뜻하게 하는 것이다. 특히 아랫배의 혈액순환을 도와주기 때문에 몸이 냉하거

나 아랫배가 찬 여성에게는 특효약이다. 계피는 당뇨병에도 효능이 있다. 벨트스빌 휴먼 뉴트리션 리서치센터의 리차드 A. 앤더슨 박사팀에 따르면 계핏가루를 투여한 당뇨병 환자의 혈당과 지방 콜레스테롤이 약 30% 감소했다고 한다.

당귀

몸이 허약해서 시집에서 쫓겨난 여성이 친정에서 당귀를 먹고 건강한 몸으로 당당하게 시집으로 돌아갔다는 일화가 있다. 그만큼 당귀는 여성에게 중요한 약재다. 당귀는 영어로 안젤리카Angelica라고 하는데 '천사의 식물'이라는 뜻이니 서양에서도 여성에게 중요한 약재로 사용되었다는 것을 알 수 있다.

부인병을 치료할 때 당귀는 여성을 위한 산삼으로도 불린다. 자궁 내 혈액순환을 돕고 내분비 기능을 도와주는 효능이 있다. 또한 당귀는 여성호르몬인 에스트로겐이 적거나 많을 때 적절한 양이 되도록 조절해주는 효능이 있다. 그래서 생리통과 생리불순, 무월경, 갱년기장애, 생리 전 증후군에 당귀를 처방한다.

당귀의 주요성분인 데커신과 데커시놀 성분이 혈관을 확장하고 혈액순환을 돕는다. 출산 후 복부에 어혈이 뭉쳐 있을 때 당귀차를 복용하면 어혈을 푸는 데 도움이 된다. 당귀는 치매 예방에도 효과가 있는 것으로 알려져 있다. 뇌세포를 보호해주는 데커신Decursin과 데커시놀 안젤레이트Decursinol Angelate 성분이 치매를 유발하는 독성 물질인 베타 아밀로이드의 축적을 막아주는 작용을 한다.

약쑥·계피·당귀 약차

여성에게 도움이 되는 약쑥, 계피, 당귀를 따로따로 먹을 수도 있고, 한꺼번에 약차로 만들어 마셔도 좋다. 약쑥, 계피, 당귀를 각각 10g씩 배합하고, 1,000cc의 물에 끓이고, 10% 정도 졸이고, 하루 100cc씩 2~3회 복용하면 된다. 그런데 이렇게 먹으면 맛이 좀 쓰고 매울 수 있으니 대추를 5g 정도 넣고 꿀을 조금 타면 먹기에 훨씬 좋다. 너무 쓰면 약쑥의 양을 줄이고, 너무 매워서 먹기에 불편하면 계피의 양을 줄이면 된다. 다만 주의할 점은 약쑥, 계피, 당귀가 모두 따뜻한 약재이므로 몸에 열이 많은 사람은 삼가야 한다.

여성에게 좋은 최고의 음식

❶ 여성은 아랫배가 따뜻한 것이 건강의 필수 조건이다

❷ 쑥은 성질이 따뜻해서 아랫배의 냉기를 없애준다

❸ 쑥의 유파틸린 성분이 위염과 위궤양을 치료한다

❹ 쑥은 해풍 맞은 백령도, 강화도산이 좋다

❺ 약쑥, 계피, 당귀를 함께 넣어 약차로 마시면 더욱 좋다

영양제를 많이
복용해도 괜찮을까?

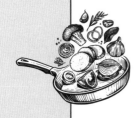

2007년 덴마크 코펜하겐 대학병원 젤라코비치 박사팀은 약 23만 2,600명의 피실험자를 대상으로 비타민의 효과에 대해 연구했다. 그 결과가 놀랍다. '합성 비타민을 많이 먹으면 일찍 죽는다'는 결론을 내렸기 때문이다. 합성 비타민 A와 E, 베타카로틴을 함께 섭취하면 사망률이 5% 증가하고, 따로 섭취하면 비타민A는 16%, 비타민E는 4%, 베타카로틴은 7%가량 사망률이 높아진다고 한다. 이것이 유명한 '코펜하겐 쇼크'이다.

영양분 과잉 시대, 비만과 영양결핍이 동시에 증가

현대인의 식생활은 칼로리는 넘쳐나지만 정작 우리 몸에 필요한 비타민과 미네랄은 부족한 경우가 많다. 국민건강영양조사 결과에 따르면, 2017년부터 2021년까지 비만 환자가 꾸준히 늘어서 2배 이상 증가했다고 한다. 그런데 같은 기간 '영양결핍' 환자도 급증했다. 건강보험심사평가원의 자료에 따르면, 2021년 영양결핍 환자 수는 33만 5,441명으로 2017년에 비해 123.9%나 증가했다. 비만 인구가 늘면서 동시에 영양결핍 인구도 늘어나는 기이한 현상이다.

필자가 운영하는 한의원에서 진료하다 보면 주로 고혈압과 당뇨병이 함께 있는 분들이 체중이 계속 빠지고 영양실조 상태에 놓인 경우가 흔하다. 고혈압 때문에 짠 음식은 아예 먹지 않고, 당뇨 때문에 당분이 든 음식을 피하는 경우이다. 또 이런 분들은 콜레스테롤 수치가 높다. 그래서 육식도 전혀 안 한다. 그래서 결과적으로 체중이 빠져 40kg 초반의 몸무게를 유지하는 분들이 꽤 많다. 이렇게 영양이 부족해지면 다장기 부전에 빠지고 우리 몸의 모든 세포와 장기가 정상적으로 작동하지 못하게 되고, 면역력도 뚝 떨어진다. 따라서 체중이 빠질 정도로 영양을 제한하는 것은 피하는 것이 좋다.

어쨌든 이렇게 부족해진 영양분을 보충하기 위해 많은 분이 영양제를 먹는다. 어떤 분은 영양제만 먹어도 배가 부르다고 하실 만큼 하루에 20~30알씩 먹기도 한다.

무조건 고함량, 빠른 흡수율이 좋은 것은 아니다

요즘 홈쇼핑을 보면 영양제를 소개할 때 '고함량'이라는 단어를 강조한다. 하루 권장 섭취량을 넘어 과잉 섭취할 경우 영양제가 오히려 건강을 해칠 수도 있다. 또 홈쇼핑에서는 영양제가 빨리 흡수된다고 선전한다. 사실 영양분이 빨리 흡수되어 좋을 일은 없다. 우리 몸에서 그것을 처리해야 할 시간이 필요하기 때문이다. 영양물질이 너무 빨리 우리 몸속으로 들어오면 면역 교란이 발생할 수 있다. 곧바로 숨이 넘어가는 응급상황이 아니라면 모든 영양분은 천천히 흡수되는 것이 건강에 더 유익하다.

영양제를 많이 복용하면 발생하는 심각한 문제

수용성 비타민은 소변으로 배출, 지용성 비타민은 체내에 축적

사람들이 가장 많이 먹는 영양제는 비타민이다. 비타민은 크게 지용성과 수용성이 있다. 수용성은 물에 녹는 물질이고, 지용성은 기름에 녹는 물질이다. 수용성 영양 성분들은 우리 몸에 들어오면 피를 타고 돌다가 필요 없어지면 신장을 통해 소변으로 빠져나가므로 몸에 쌓이지 않는다. 하지만 지용성 영양분은 소변으로 빠져나가지 않는다. 소변에 기름이 섞여 나오면 그것은 심각한 문제다. 지용성 영양분은 대부분 간에서 처리한다. 그래서 잉여분이 담즙에 녹아서 장으로 배출된다.

- 가장 대표적인 지용성 영양분이 비타민A다. 비타민A를 많이 먹으면 몸에 축적되고 문제를 일으킨다. 사실 비타민A는 부족해지기 쉽지 않은 영양분이다. 아주 못사는 저개발 국가가 아니라면 결핍보다는 과잉을 우려해야 하는 종류의 비타민이다. 비타민A를 과다 복용하면 부작용으로 설사나 복통, 메스꺼움과 같은 증상이 나타나고, 폐렴 발생률을 높일 수 있고, 태아의 건강에 치명적인 영향을 미치기 때문에 임산부에게는 좋지 않다. 또한 흡연자에게도 좋지 않다. 당근을 많이 먹는 사람이 흡연하면 폐암 위험률이 높아진다. 당근에 풍부한 베타카로틴 때문인데, 베타카로틴이 비타민A의 전구물질이다.

- 비타민E는 지용성이다. 비타민E는 활성산소를 제거하는 강력한 항산화제다. 비타민E를 과잉 섭취하면 출혈, 신경 손상, 골절, 두통과 같은 부작용이 발생할 수 있다.

- 비타민K는 지용성이다. 비타민K는 지혈을 도와주는 영양분이다. 비타민K가 부족해지면 출혈 질환이 증가한다. 와파린 같은 약을 먹을 때 비타민K를 과다 섭취하면 혈액이 응고되어 와파린의 효과가 없어진다. 그래서 와파린이나 아스피린 같은 혈전용해제를 복용할 때는 비타민K의 섭취를 피해야 한다.

- 비타민D를 과다 복용하면 독성 작용이 나타난다. 초기 증상으로는 식욕 상실, 메스꺼움과 구토가 발생한다. 그 후에 기운이 없어

지면서 축 늘어지고, 초조함도 증가하고, 혈압도 상승할 수 있다. 비타민D는 칼슘 흡수를 증가시키므로 칼슘 축적도 함께 발생하여 혈관의 석회화나 관절의 석회성 근염, 담낭과 콩팥의 결석 질환이 증가할 수 있다.

요즘 환자분들을 상담하다 보면 비타민D 결핍이 대부분이다. 사실 결핍의 기준선이 너무 높은 것이 아닌가 하는 의문도 든다. 지용성 영양분은 먹을수록 쌓이므로 부족해지기가 쉽지 않기 때문이다.

• 비타민B군은 수용성 비타민이다. 그래서 몸에 축적되지 않고 남는 영양분은 모두 소변으로 배출된다. 하지만 사람의 체질에 따라 이것도 병이 될 수 있다. 비타민B3를 과다 복용하면 소화기 장애, 간 기능 이상, 당뇨병, 피부 홍조, 시력 약화, 발진, 가려움증을 유발할 수 있다. 비타민B6를 과다 복용하면 울렁거림, 두통, 메스꺼움 등이 생길 수 있다. 증상이 심하면 감각신경병으로 손발 저림, 감각 이상과 신체 움직임 조절이 둔화하는 현상, 통증에 더욱 민감해지는 현상도 발생한다. 피곤하다고 해서 과량 복용하는 것은 피해야 한다.

• 비타민C에 관한 이야기는 생략하겠다. 워낙 메가도스 요법이 효과 있다는 분들이 많아서 여러분의 판단에 맡기도록 하겠다. 참고로 비타민C는 물에 녹는 수용성이다.

Tip 메가도스 요법

권장 섭취량보다 과용량으로 복용하는 것을 의미한다. 비타민C의 경우 하루 권장 섭취량인 100mg보다 10배에서 200배 더 많은 양을 주사로 투여하거나 보충제로 먹는 방법을 말한다.

미네랄은 조절 가능하지만 중금속은 체내에 축적된다

미네랄은 광물질이라서 과다 복용하면 무조건 탈이 난다. 성질이 사납기 때문이다. 칼슘, 칼륨, 마그네슘, 나트륨 등이 미네랄이다. 물에 녹기 때문에 어느 정도 조절이 가능하다. 하지만 아연, 구리, 망간, 철 등은 무겁다. 그래서 중금속이다. 우리 몸에 한 번 들어오면 거의 빠져나가지 않고 축적된다. 미네랄과 중금속을 과다 섭취하면 부작용도 크고 잘 낫지 않으므로 주의해야 한다.

종합영양제는 필요 없는 영양분 과잉 유발

종합영양제에는 여러 가지 영양소가 들어있어서 신경 쓸 필요 없이 한 알로 모든 것을 해결할 수 있다. 하지만 그중에는 나에게 필요 없는 영양분도 들어있다는 사실을 알아야 한다.

부족한 영양분은 되도록 자연식으로 섭취하기를 권한다. 자연 그대로의 음식은 영양분이 조금 넘치더라도 알아서 흡수가 조절된다. 그런 이유로 부족과 과잉을 걱정할 필요가 없다.

영양제를 많이 복용해도 괜찮을까?

❶ 영양분 과잉 시대: 비만과 영양결핍이 동시에 발생

❷ 무조건 고함량, 빠른 흡수가 좋은 것은 아니다

❸ 수용성 비타민은 소변으로 배출, 지용성 비타민은 체내에 축적

❹ 미네랄은 조절 가능, 중금속은 체내에 축적

❺ 종합영양제는 필요 없는 영양분 과잉 유발

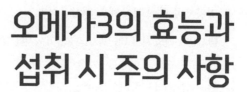

오메가3의 효능과
섭취 시 주의 사항

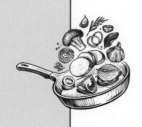

오메가3는 우리 몸에 반드시 필요하지만 체내에서 자체적으로 생산되지 않는 필수지방산이다. 불포화지방산의 한 종류이고 그중 잘 알려진 것이 알파 리놀렌산과 DHA와 EPA이다. 알파 리놀렌산은 주로 식물성 기름에 포함된 성분이고, DHA와 EPA는 어류, 물고기의 구성 성분이다.

오메가3의 효능

심장질환을 예방하는 방법 중 하나는 포화지방이 적은 음식을 먹고, 단일불포화지방산과 고도불포화지방산이 풍부한 음식을 먹는 것이다. 그래서 생선을 많이 먹는 것이 좋다. 특히 등푸른생선에 오메가3 함유량이 많다. 오메가3는 혈중 콜레스테롤 수치를 낮추고 뇌졸중과 부정맥, 심근경색 등과 같은 심장질환을 예방하거나 완화하는 데 효과가 있다. 생선을 많이 먹는 이누이트 에스키모들은 좋은 HDL 콜레스테롤 수치가 높고 혈중 지방인 트리글리세라이드 수치가 낮아서 심장질환자가 현저히 적다고 한다.

식품의약품안전처의 추산에 따르면, 심장병 발생 위험이 많은 노인들이 7년간(2005~2011년) 오메가3를 복용한 결과 동일 기간 심장병 발생 감소로 인한 노인의 전체 의료비 절감액이 무려 2,100억 원에 달했다.

미국국립보건원의 연구에 따르면, 오메가3 섭취를 통해 편두통 발생 빈도가 줄어들고 혈관 개선 효능으로 인해 뇌 혈류 장애의 대표적인 질환 예방에도 도움이 되는 것으로 나타났다.

또한 오메가3는 스트레스에 대한 저항 효과를 강화하고, 항산화, 항염증 작용을 통해 두뇌 신경전달이 원활하게 되도록 도와준다. 우울증 환자들은 체내 염증 수치가 높게 나오는 경우가 많은데, 오메가3가 만성염증을 제거해서 우울증 개선에 효과가 있다.

이 밖에도 오메가3는 강력한 항염증 효과로 류마티스관절염, 천식, 만성염증 완화에 도움이 된다. 혈액 속의 칼슘 수치를 높여서 뼈를 튼튼하게 하여 골다공증 예방에 좋고, 대장암을 예방하는 효과도 있다.

하지만 이렇게 효능이 많은 오메가3도 잘못 먹으면 독이 된다. 오메가3 섭취 시 주의할 점과 절대 먹어서는 안 되는 경우에 대해 살펴보자.

오메가3 복용을 주의해야 하는 사람

당뇨병이나 조현병 환자

당뇨병이나 조현병 환자는 알파 리놀렌산을 EPA와 DHA로 바꾸는 능력이 떨어진다. 식물에서 유래한 알파 리놀렌산이 우리 몸에서 효능을 발휘하기 위해서는 EPA와 DHA로 전환되어야 하는데, 이 능력이 떨어지면 전환이 이루어지지 않는다. 그래서 당뇨병이 있거나 조현병 환자는 식물성 기름보다는 DHA와 EPA가 풍부한 어류에서 오메가3를 섭취해야 한다.

면역억제제 복용자

흔한 경우는 아니지만 장기 이식 등으로 사이클로스포린과 같은 면역억제제를 복용하는 사람은 오메가3 복용 시 반드시 주치의와 상의해야 한다.

피부병 환자

건선과 같은 피부병으로 국소 스테로이드제를 사용하는 사람도 주의해야 한다. 오메가3 섭취가 피부병을 오히려 악화시킬 수 있다.

어지럼증 환자

평소 어지럼증이나 두통이 있는 사람은 오메가3 섭취 시 주의해야 한다. 오메가3는 혈액순환을 도와주고 동시에 혈관을 이완시켜 주는 작용을 한다. 그래서 오메가3를 과용하게 되면 어지럼증과 두통이 악화할 수 있다.

고령자

연세가 많은 노인이나 저혈압이 있는 사람은 오메가3 섭취에 주의해야 한다. 오메가3 섭취 후 피부에 멍이 들고, 잇몸에 출혈이 생기고, 눈 흰자의 실핏줄이 터져서 피가 고인 듯한 증상이 보이면 즉시 오메가3 섭취를 중단해야 한다. 또 수술한 부위에 출혈이 있는 사람도 곧바로 오메가3 섭취를 중단해야 한다.

혈전용해제 복용자

혈전용해제로 알려진 와파린과 아스피린 같은 약과 함께 오메가3를 복용할 때도 주의가 필요하다. 혈소판 수치가 낮은 사람도 오메가3 복용을 삼가야 한다. 출혈이 심해질 수 있기 때문이다.

알레르기 환자

해산물이나 바다생물에 알레르기가 있는 사람도 오메가3를 피하는 것이 좋다. 일반적으로 면역 과민반응이 강하게 나타날 때 호흡곤란 증상이 발생한다. 이것을 '아나팔락시스'라고 하는데, 심한 경우에는 사망에 이를 수도 있다. 오메가3를 복용하고 눈이나 입 주변이 심하게 붓고, 손과 피부에 두드러기가 발생하거나 숨을 쉬는 것이 불편해진다면 곧바로 응급실로 가야 한다.

간 기능 이상자

오메가3를 섭취하고 간 수치가 올라가는 경우가 꽤 있다. 오메가3 섭취 후 간 손상의 대표적 증상인 구역, 구토, 황달과 짙은 색의 소변 증상이 나타나면 오메가3 섭취를 곧바로 중지하고 병원 진료를 받아야 한다.

위장 장애가 심한 자

오메가3는 농축된 기름 성분이므로 위장에 부담이 되는 경우가 많다. 또한 비릿한 향 때문에 구역감이나 구토를 유발하기도 한다. 극심한 위장 장애가 있을 때는 오메가3 복용을 중단해야 한다.

임산부

임산부는 출산 한 달 전에 오메가3 복용을 삼가는 것이 좋다. 오메가3가 자궁 수축을 방해할 수 있기 때문이다. 오메가3는 혈액을 묽게 만들므로 출혈이 증가하거나 지혈이 어려워지는 부작용을 유발할 수 있다.

오메가3는 기름이기 때문에 산패하기 쉽다. 산패는 기름이 공기, 물 같은 외부 물질과 접촉하면서 맛과 성분이 변하는 것이다. 산패한 오메가3는 건강식품이 아니라 발암물질로 작용하기 때문에 절대로 복용하면 안 된다. 오메가3가 산패하면 매우 역할 정도로 비린내가 심하게 나므로 냄새를 맡아보면 알 수 있다. 또한 오메가3 제품의 경우에는 캡슐이 흐물흐물할 정도로 말랑말랑하거나, 캡슐끼리 들러붙어 있는 모양을 보이면 복용하지 말고 폐기해야 한다.

시중에는 많은 종류의 오메가3 영양제가 판매되고 있다. 이런 제품들이 건강에 도움이 되지만 필자는 자연 그대로 오메가3를 섭취하기를 권한다. 들기름, 올리브유, 아보카도 오일을 한두 스푼씩 매일 먹자. 등푸른생선도 자주 먹으면 좋다.

오메가3 복용 시 주의해야 하는 사람

❶ 당뇨병, 조현병 환자

❷ 면역억제제 복용자

❸ 피부병 환자

❹ 어지럼증 환자

❺ 고령자

❻ 혈전용해제 복용자

❼ 알레르기 환자

❽ 간 기능 이상자

❾ 위장 장애가 심한 자

❿ 임산부

위장, 신장이 약한 사람은 고구마를 삼가라

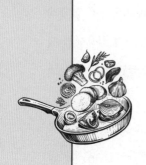

추운 겨울에 뜨끈뜨끈한 고구마를 호호 불며 먹는 맛은 일품이다. 고구마는 영양 성분이 많이 함유된 최고의 간식이다. 그러나 고구마가 모든 사람에게 이로운 것은 아니다. 위장이나 신장이 약한 사람, 당뇨병 환자, 장기 흡연자, 다이어트 중인 사람이 고구마를 먹으면 오히려 건강을 해칠 수도 있다.

고구마를 먹으면 안 되는 사람

위장이 약한 사람은 아교질과 탄닌이 복통과 속쓰림 유발

고구마에는 아교질과 탄닌 성분이 들어있다. 위장이 좋지 않은 사람이 아침 공복에 고구마를 먹으면 이 성분이 위벽을 자극해 위산 분비를 촉진하고 소화장애를 유발하거나, 복통과 속쓰림 등의 위장 장애를 일으킬 수 있다. 위장이 비교적 튼튼한 사람도 아침 공복에 고구마를 먹는 것은 되도록 삼가야 한다.

신장이 약한 사람은 칼륨이 신장에 부담을 준다

고구마의 주요성분 중 하나는 칼륨이다. 신장 기능이 약해졌을 때 지나치게 많은 칼륨을 섭취하면 신장에서 수분 배출이 증가하므로 신장에 무리가 올 수 있다. 신장 기능이 나빠지면 소변으로 칼륨 배출이 힘들어진다. 특히 만성신부전증 3~4기 이상인 사람은 칼륨이 신장에서 걸러지지 못하고 혈액 속에 과도하게 남게 된다. 이렇게 칼륨이 몸에 많이 남을 경우 심장박동에 문제가 생기고 치명적인 부정맥을 유발하기도 한다. 그래서 고구마에 들어있는 풍부한 칼륨이 문제가 된다. 고구마 한 개에는 하루 권장량의 13% 정도의 칼륨이 들어있다. 따라서 평소 신장 기능이 약하거나 만성신부전증 환자는 고구마를 먹지 않는 것이 좋다.

당뇨병 환자에게 군고구마는 혈당지수를 높인다

고구마의 혈당지수(GI)는 55로 저혈당지수 식품에 속한다. 하지만 삶은 고구마는 혈당지수를 70으로 올리고, 군고구마를 먹으면 혈당지수가 90.9까지 올라간다. 고구마에 열을 가하면 당분이 증가해서 혈당을 올려 버리기 때문이다. 이처럼 고구마에는 혈당을 올리는 당질이 많이 함유되어 있으므로 혈당이 높은 당뇨병 환자는 고구마를 먹을 때 조심해야 한다.

Tip 고구마 섭취 방법

당뇨병이 없는 사람은 고구마를 안심하고 먹어도 된다. 고구마를 먹을 때는 생고구마가 좋은데, 그 이유는 혈당 걱정 없이 고구마의 영양을 모두 섭취할 수 있기 때문이다. 고구마 껍질에는 강력한 항산화제인 안토시아닌이 풍부하므로 껍질째 먹는 것을 권장한다.

고구마의 주성분은 탄수화물, 많이 먹으면 다이어트에 역효과

고구마는 식이섬유가 풍부해서 다이어트에 좋은 식품이다. 고구마 한 개당 약 4g의 식이섬유가 들어있는데, 이것은 식이섬유 하루 권장량의 16%에 해당하는 양이다. 하지만 고구마를 너무 많이 먹으면 다이어트에 역효과가 난다. 고구마의 주성분이 탄수화물이기 때문이다. 고구마 100g당 칼로리는 약 131kcal 정도 된다. 이처럼 고구마의 칼로리는 낮지 않다. 고구마를 한 번에 3개 먹으면 거의 밥 한 공기 칼로리와 비슷하다.

만약 고구마를 꼭 먹고 싶다면 하루에 한두 개 정도 먹으면 딱 좋다. 아침저녁에 각각 하나씩 먹을 것을 추천한다. 다이어트 중에 고구마를 먹을 때는 구운 고구마보다는 찐 고구마, 찐 고구마보다는 생고구마를 먹는 것이 좋다.

장기 흡연자는 베타카로틴 보충제는 위험하고, 천연 고구마는 안전

고구마에 풍부한 베타카로틴 성분은 발암물질을 줄여주는 강력한 항산화물질이다. 하지만 오랫동안 흡연한 사람에게는 베타카로틴 성분이 오히려 폐암 발생을 증가시킨다는 연구 보고가 있다. 특히 영양제로 만들어진 베타카로틴 제제가 체내에 들어올 경우 폐암 발생률을 급격히 높인다고 한다. 그래서 흡연자들은 영양제를 섭취할 때도 각별히 주의해야 한다.

물론, 고구마를 몇 번 먹었다고 해서 폐암에 곧바로 걸리지는 않는다. 천연 식품은 그 정도로 위험하지는 않다. 매일 고구마만 먹는 것도 아니고, 고구마와 곁들여 토마토, 양배추 같은 채소와 과일을 골고루 먹으면 크게 걱정할 필요는 없다.

장이 약한 사람은 아마이드가 가스 생성

아무리 좋은 음식도 많이 먹으면 탈이 나게 마련이다. 고구마를 먹고 고약한 냄새 풍기는 방귀를 뿡뿡 뀌는 사람들이 있는데, 그 이유는 고구마의 성분 중 하나인 아마이드amide 때문이다. 아마이드는 우리 몸의 장 속에서 세균을 번식시키는 기능을 한다. 이 과정에서 이상 발효를 일으키고 가스를 과다 생성한다. 그래서 평소 복부팽만이나 과민성 대장 증상이 있는 사람은 고구마를 너무 많이 먹지 않는 것이 좋다.

고구마를 먹으면 안 되는 사람

❶ 위장이 약한 사람: 아교질과 탄닌이 복통과 속쓰림 유발

❷ 신장이 약한 사람: 칼륨이 신장에 부담을 준다

❸ 당뇨병 환자: 군고구마는 혈당지수를 높인다

❹ 다이어트하는 사람: 고구마의 주성분은 탄수화물

❺ 장기 흡연자: 베타카로틴 보충제는 위험하고, 천연 고구마는 안전

❻ 장이 약한 사람: 아마이드가 가스를 생성

이것을 매일 먹으면
우울증이 싹 사라진다

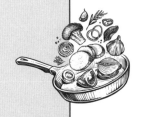

우울증으로 고생하는 사람들이 많다. 우울증에 빠지는 이유는 사람마다 다르다. 심한 경우에는 병원에 가서 세로토닌 재흡수를 억제하는 약물을 타 와서 먹어보지만 잠시 기분이 좋아질 뿐 약이 잘 듣지 않는다. 약이 세로토닌을 만들어내는 것이 아니기 때문이다. 세로토닌이 새로 만들어지려면 뭔가 기분 좋고 즐거운 일이 있어야 한다. 나를 둘러싼 환경이 바뀌지 않으면 소용없다.

자율신경 조절이 중요하다

우울증과 불안증은 전혀 다른 질병이다. 하지만 대부분 동시에 발병한다. 우울한 사람이 불안하고 불안한 사람이 우울해진다. 뭔가 잘 풀리지 않아서 결과적으로 우울하고, 앞으로 일어날 모든 일이 잘되지 않을 것 같아서 불안하다. 너무 우울하고 불안하면 공황발작도 오게 된다. 가슴이 답답하고, 진땀이 나고, 숨이 막혀 죽을 것 같은 지경에 빠진다.

우울증과 불안증은 자율신경의 이상으로 발생한다. 교감신경이 너무 흥분하면 불안증이 되고, 교감신경의 활력이 떨어지면 우울증이 된다. 그래서 자율신경을 조절하는 것이 우울증과 불안증 치료에 매우 중요하다.

우울증이 사라지게 하는 음식

고추의 매운 향신료가 우리 몸의 모든 세포를 깨운다

우울하다는 것은 한마디로 생명력이 꺼져가는 것을 말한다. 키우던 화초에 물을 주지 않으면 어떻게 되는가? 잎이 축 늘어진다. 우리 몸도 똑같다. 우울증 상태에서는 우리 몸의 모든 세포 기능이 떨어진다. 그래서 전신의 기능이 약해진다.

고추의 주성분은 캡사이신이다. 캡사이신의 매운맛이 우리 몸 세포를 자극하고 풀이 죽어 있는 세포들을 깨우는 역할을 한다. 생강, 강황, 후추, 양파 같은 매운 음식들이 모두 비슷한 작용을 한다.

다크초콜릿의 페닐에틸아민이 행복감 유발

다크초콜릿에 풍부하게 함유된 레스베라트롤 성분이 신경전달물질인 엔돌핀과 세로토닌의 분비를 촉진한다. 또 다크초콜릿에는 신경조절제 역할을 하는 페닐에틸아민도 풍부하다. 사람은 사랑에 빠지면 뇌에서 도파민, 노르에피네프린, 세로토닌 등의 흥분 호르몬들이 분비된다. 이때 페닐에틸아민도 함께 분비된다. 사랑에 빠져서 눈에 콩깍지가 씌고, 이성이 마비되고, 마냥 행복해지는 이유는 페닐에틸아민 때문이다. 페닐에틸아민은 일종의 각성제여서 우울증에 도움이 된다.

바나나와 우유에 들어있는 트립토판이 세로토닌 생성을 돕는다

바나나에 함유된 트립토판 성분이 우리 몸의 세로토닌 생성을 돕는다. 트립토판은 우울증뿐만 아니라 변비, 고혈압, 뇌졸중, 감기, 피로 회복, 불면증에도 도움을 준다. 우유도 트립토판을 많이 함유하고 있어서 세로토닌 생성을 돕는다. 또한 유유에는 칼슘, 마그네슘이 풍부하여 신경을 안정시키고 수면을 유도한다. 바나나를 먹을 때 우유를 마시면 더욱 좋은 효과가 있다.

감자의 판토텐산이 우울증 완화

감자에 들어있는 판토텐산이 우울증을 완화한다. 감자에는 뇌 기능을 활성화하는 비타민B1도 풍부하다. 그래서 지속적인 스트레스로 긴장하고, 불안과 초조에 사로잡힌 현대인에게 감자는 좋은 음식이다.

감자는 삶아서 먹어야 효과가 있다. 감자튀김을 자주 먹으면 우울증에 걸릴 위험이 약 7% 높아지고, 불안장애를 느낄 위험도 12%가량 높아진다고 한다.

긍정적인 자세와 운동이 필요하다

고추, 다크초콜릿, 바나나, 우유, 감자를 많이 먹으면 세로토닌이 펑펑 나오고 당장 행복해질까? 우울증은 음식만으로 해결할 수는 없다. 나를 둘러싼 환경이 변해야 하고 또 그 환경을 대하는 생각이 바뀌어야 한다. 뭔가 나를 위해서, 내 건강을 위해 한 가지라도 스스로 챙겨 나가는 과정이 우울증에서 벗어나는 계기가 될 수 있다.

의욕이 없는 것이 우울증인데 뭔 소리야 하실지도 모르겠다. 억지로라도 의욕을 만들어야 질병에서 탈출할 수 있다는 점을 기억하자. 이때 좋은 것이 운동이다. 운동으로 우리 몸 세포 하나하나의 생명력을 길러줘야 한다. 그래야 피가 돌고, 근육이 생기고, 신경이 살아나고, 엔돌핀, 세로토닌도 나오고 의욕도 생겨난다.

먹으면 우울증이 사라지는 음식

❶ 고추: 매운 향신료가 우리 몸의 모든 세포를 깨운다

❷ 다크초콜릿: 페닐에틸아민, 행복감 유발

❸ 바나나와 우유: 트립토판이 세로토닌 생성을 돕는다

❹ 감자: 판토텐산이 우울증 완화

❺ 긍정적이고 의욕적으로 살아야 한다

❻ 운동은 우리 몸의 모든 세포에 활력을 준다

인삼, 사과식초, 맥주효모를 매일 먹으면 만성피로가 사라진다

사람들이 가장 많이 먹는 약 혹은 음식은 피로 회복과 관련이 있다. 몸이 피곤하고, 무겁고, 힘들고, 정신이 맑지 않고, 집중이 안 되고, 소화도 안 되고, 기운이 없을 때는 어떤 음식을 먹어야 좋을까?

인삼은 허약한 원기를 돕는다

인삼은 생삼, 수삼, 백삼, 홍삼, 장뇌삼, 산삼 등 종류가 많다. 산삼이 비싼 이유는 귀하기 때문인데, 가격이 비싼 만큼 효능이 뛰어나지는 않다. 산속에서 몇백 년 자랐으니 좋은 것이 다 들어있을 것 같은 막연한 착각에 사로잡히지 말자. 만약 그렇다면 약수를 자주 마시는 것이 더 이득이 될 수 있다. 산삼의 주성분은 인삼과 마찬가지로 사포닌이어서 생으로 먹는 것보다는 익혀 먹는 것이 효능이 더 좋다. 산삼을 생으로 씹어 먹는 것은 돈을 똥으로 바꾸는 것과 같다.

Tip 인삼과 홍삼의 차이점

피로와 면역력 관련해서 홍삼 제품을 먹는 사람이 많은데, 인삼과 홍삼의 차이는 무엇일까? 홍삼은 원래 인삼을 장기간 보관하기 위해 고안된 제품 형태다. 수삼은 수분이 많아서 공기 중에 두면 금방 상해버린다. 그런데 인삼을 쪄서 홍삼으로 만들면 유통기한이 늘어난다. 그러면서 두 가지 이점이 생겼는데, 색이 붉게 변하면서 상품 가치가 높아졌고, 인삼의 효능이 증가했다. 일석이조의 결과가 나온 셈이다.

진세노사이드가 면역력 증진

인삼의 주성분은 사포닌이다. 사포닌에 열을 가하면 세포막 통과가 쉬워지는 지용성 진세노사이드라는 물질이 만들어진다. 인삼에 없던 성분이 인삼을 찌면서 만들어진 것이다. RH-2, RG-3라고 알려진 것들이 가장 유명하다. 진세노사이드의 주요 효능은 면역력 증진이다. 인삼이 세포 기능을 활성화하고 DNA 합성을 촉진하기 때문이다. 또한 인삼은 피로물질을 제거하고, 뇌신경을 활성화해서 기억력을 개선하고 치매를 예방한다. 이 밖에도 혈소판 응집을 억제하여 혈액순환을 개선하고 강력한 항산화 작용을 한다.

굳이 홍삼을 먹을 필요 없이 수삼을 끓여 먹자

그런데 인삼을 꼭 9번 쪄야 이런 효능이 나오는 것일까? 최근의 논문들에서 인삼에 단순히 열만 가하면 지용성 진세노사이드가 생성된다고 하는 것을 보면, 보관의 목적으로 홍삼을 만들기 위해 한번 찌는 것보다 아홉 번 찌는 게 더 좋을 뿐이지 약효를 위해 홍삼을 먹을 때는 인삼에 열을 한 번만 가하면 충분하다. 시중에 나온 홍삼 제품을 보면 광고를 많이 하고 포장이 화려할 뿐이지 홍삼의 실제 함량은 진짜 조금 들어있다. 그래서 필자는 굳이 비싼 홍삼을 먹기보다는 수삼이나 백삼을 사서 열을 가해 끓여 먹으면 홍삼의 효능을 모두 볼 수 있다고 생각한다. 수삼은 생강, 대추와 함께 끓여 먹으면 좋다. 열이 많은 사람은 성질이 냉한 결명자를 추가하면 인삼의 열성을 줄여준다. 약한 불에 여러 번 끓여서 먹자.

열이 많은 사람은 인삼을 피해야 한다

인삼은 열성 음식이다. 인삼을 먹고 몸에 열이 난다는 것은 에너지 대사가 활발해졌다는 의미다. 그래서 인삼을 먹고 힘이 난다는 말을 하는 것이다. 그런데 열성 체질이거나 과도한 스트레스로 자율신경에 이상이 생겨 신경이 과열된 사람은 인삼을 먹고 부작용이 나타날 수 있다. 두통, 가슴이 답답한 번열이 생겨 잠을 설치고 피부 발진도 일어날 수 있다. 인삼 제품을 먹고 열과 관련된 부작용이 나타나면 복용을 중단해야 한다.

사과식초는 유기산이 풍부하여 에너지대사 촉진

식초의 주요 작용은 시큼한 맛에서 나온다. 신맛이 우리 몸에서 각종 분비물을 자극하기 때문이다. 눈과 입이 마르고, 피부가 건조하고, 위액이 부족할 때 신맛이 나는 음식 즉 매실, 레몬, 식초를 먹으면 분비물의 분비가 활성화한다. 특히 사과식초의 신맛은 유기산이 풍부하다. 천연 사과식초 속에는 복합 탄수화물과 식이섬유, 아미노산뿐만 아니라 사과산, 주석산 등의 유기산과 미네랄이 아주 많다.

사람이 힘을 쓰려면 세포 수준에서 에너지대사가 활성화되어야 한다. 사람의 세포 속에는 크랩스회로라는 에너지 생산 공정이 있다. 먹은 음식을 포도당으로 바꾸고, 그것을 물과 섞어서 이 생산 공정에 투입하면 세포 기계가 돌아가면서 각종 효소와 유기산들이 필요한데, 이 영양분을 사과식초가 공급해준다. 그래서 인삼과 사과식초를 함께 복용하면 피로 회복 과정이 2배 더 빨라진다.

사과식초는 에너지대사를 활성화할 뿐만 아니라 여러 가지 작용을 한다. 우선 소화 기능을 증진한다. 그래서 식사하기 30분 전에 사과식초 한 스푼과 꿀 한 스푼을 따뜻한 물에 타서 먹으면 위장의 소화력이 좋아지고 혈당 수치도 감소한다. 2형 당뇨병 환자를 대상으로 한 실험에서 잠자기 전에 2스푼 정도 사과식초를 복용하면 아침에 혈당 수치가 약 4~6% 낮아지는 결과가 나왔다. 사과식초의 주성분인 아세트산이 전분 소화를 억제하고 인슐린 감수성을 높여주기 때문이다. 하지만 사과식초는 너무 많이 먹으면 좋지 않다. 식초를 과하게 먹으면 속쓰림이나 메스꺼움을 유발할 수 있고, 치아 손상도 생길 수 있다.

맥주효모의 풍부한 비타민B군이 에너지대사 촉진

맥주효모에 풍부하게 포함된 비타민B군이 에너지대사를 도와준다. 인삼을 달인 물과 사과식초, 맥주효모 세 가지를 함께 복용하면 피로 회복이 3배 빨라진다.

맥주효모는 비타민 외에도 여러 가지 성분이 풍부하다. 그중에서 메티오닌과 엽산이 혈관 손상을 일으키는 호모시스테인의 작용을 막아 심혈관질환과 혈관성치매를 예방해준다. 맥주효모는 탈모 치료에도 효과가 있는 것으로 알려져 있다. 엽산, 메티오닌, 콜린, 셀레늄이 함께 작용해서 암의 예방과 뇌 건강 증진에도 훌륭한 건강식품이다.

> **만성피로가 사라지는 음식**
> ❶ 인삼: 허약한 원기를 돕는 작용
> ❷ 진세노사이드: 면역력 증진
> ❸ 굳이 홍삼 먹을 필요 없다. 수삼을 끓여 먹을 것
> ❹ 사과식초: 유기산이 풍부하여 에너지대사 촉진
> ❺ 맥주효모: 풍부한 비타민B군이 에너지대사 촉진

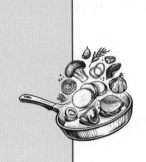

한 달 만에
10년 젊어지는
놀라운 운동

사람은 피가 돌아야 살 수 있다. 심장에서 나온 피가 위장, 소장, 대장과 손과 발 그리고 머리를 거쳐서 다시 심장으로 돌아온다. 그 과정에서 산소와 영양분을 공급하고, 노폐물을 제거하고, 새로운 세포가 자라게 한다. 피가 도는 과정에서 어딘가 막히거나 터져버리면 질병이 생긴다. 병원에 가면 의사들이 이구동성으로 운동하라고 권하는 이유는 운동해야 피가 돌기 때문이다. 운동하라고 하면 테니스, 골프, 등산, 축구, 농구 등을 떠올리지만 부담 없이 할 수 있는 걷기는 당장 시작할 수 있다. 매일 꾸준히 걸으면 한 달 만에 10년은 젊어질 것이다.

걷기 운동으로 얻을 수 있는 효과

뇌기능 활성화로 치매 예방

미국 캔자스 대학의 연구에 따르면 걷기가 약한 정도의 유산소 운동이지만 초기 치매를 예방하고 알츠하이머병의 진행을 감소시키는 데 충분하다고 한다. 전 세계적으로 3,500만 명 이상이 알츠하이머치매를 앓고 있다. 이 병에 한 번 걸리게 되면 진행을 멈출 수 없다. 병이 생기기 전에 뇌신경을 자극해서 뇌세포가 파괴되지 않도록 막아주는 것이 최선이다. 의료계의 예측에 따르면 약 20년 후에는 알츠하이머치매 환자가 지금보다 2배로 증가할 것이라고 한다. 치매를 예방하는 가장 좋은 방법은 걷기다.

> **Tip 걷기만 해도 알츠하이머병에 걸릴 위험이 낮다**
>
> 대부분의 연구에서 육체적으로 활발한 사람이 정적인 경향을 가진 사람보다 알츠하이머병에 걸릴 위험이 훨씬 낮다고 보고하고 있다. 육체적으로 활발한 사람은 뇌의 해마 부위가 더 크다. 해마는 기억력과 학습 능력을 관장하는 뇌의 부위로, 단기기억이나 감정이 아닌 서술기억을 처리하는 장소다. 좌측 해마는 주로 최근의 일을 기억하고, 우측 해마는 태어날 때부터 오래된 모든 일을 기억한다. 해마가 손상되거나 작아지면 새로운 정보를 기억할 수 없고, 학습 능력도 떨어진다. 하지만 움직임이 많을수록 해마의 크기가 커진다. 더 많이 걸어야 하는 이유다.

걷기는 정신건강에 도움이 된다

걷기가 정신건강에 좋은 이유는 심장이 뛰면서 혈액순환이 증가할 때 스트레스호르몬을 태워버리고 엔돌핀을 분비하기 때문이다. 뇌신경 세포의 활동에도 혈액순환이 중요하다. 우리 몸에서 단위 면적당 에너지를 가장 많이 사용하는 곳이 뇌다. 2kg도 되지 않는 뇌가 전체 에너지의 20%를 넘게 사용해서 노폐물이 많이 나온다. 뇌신경 사이사 이를 흐르는 혈액순환이 약해지면 기억력이나 집중력이 나빠질 뿐만 아니라 두통, 어지럼증 같은 질병, 불면증이 생길 수도 있다. 뇌 기능이 떨어지면 마음이 조급해진다. 뭔가 생각대로 일이 풀리지 않아서 짜증이 나고, 화가 나고, 우울해지고, 불안해진다. 이 모든 문제를 걷기 운동으로 해결할 수 있다.

멀리 보는 습관으로 시력 향상

눈의 압력이 높아져서 생기는 병이 녹내장이다. 눈은 둥근 공처럼 생겼고 그 안에 물이 차 있다. 이 물의 압력이 높아지면 망막 손상과 시신경의 손상을 유발한다. 녹내장은 주로 혈압이 높아지면 발생한다. 걷기를 매일 하게 되면 혈액순환이 좋아지고 땀을 흘리면서 혈압이 내려가는 효과가 생긴다. 당연히 눈의 압력도 내려간다. 녹내장은 주로 연세가 많은 노인에게 많이 생기지만, 젊은이들의 경우에는 걷기가 시력이 향상되는 강력한 수단이 된다. 컴퓨터나 스마트폰을 들여다보느라 가까운 곳에 맞춰진 시력을 매일매일 산책과 걷기를 통해 멀리 보는 것으로 보정해주면 시력 향상에 도움이 될 뿐만 아니라 노안 발생을 획기적으로 줄일 수 있다.

심장질환 예방

미국심장협회American heart association에 따르면 걷기가 달리기만큼 심장질환을 예방하는 데 효과가 있다고 한다. 하루 30분의 걷기가 관상동 맥질환을 예방하고, 고혈압을 완화하고, 콜레스테롤 수치를 내려준다. 매일 꾸준히 걸으면 혈액순환이 향상되기 때문이다. 걷는 중간에 1~2분 정도를 조금 빨리 걷거나 뛰면 더 효과적이다.

폐활량 증가

걷기는 유산소 운동으로 산소의 사용량을 늘려준다. 또한 이산화탄소를 포함한 혈액 속의 노폐물을 제거할 수 있다. 요즘 필자의 한의원에는 불안증과 공황장애로 상담하는 분들이 많다. "불안증이 극도에 달하거나 공황발작이 일어나면 숨쉬기 힘들어서 죽을 것 같다"라고 표현한다. 이것은 자율신경 중에 교감신경이 극도로 흥분되면 흉곽이 쪼그라들기 때문인데, 평소 운동량이 부족하여 폐활량이 적으면 증상이 더 심하게 나타난다. 이때도 심폐의 기능이 강하면 훨씬 견디기가 쉬워진다. 또 폐활량이 늘어나서 혈액 속에 산소가 풍부해지면 면역력이 강해져서 바이러스와 세균뿐만 아니라 암세포도 살기 힘들게 된다.

췌장 기능 향상

듀크대학의 실험에 의하면 걷기가 달리기보다 오히려 당뇨병에 더 도움이 된다고 한다. 걷기를 자주 하는 사람이 달리기하는 사람보다 내당능과 혈당을 흡수하는 능력이 6배나 더 좋은 결과를 보였다. 혈당이 떨어지면 췌장에서 인슐린을 덜 만들어도 되므로 췌장이 쉴 수 있는 시간이 확보된다.

소화 기능 향상

음식을 먹고 누워 있으면 소화가 잘되지 않는다는 것을 누구나 느낄 수 있다. 식사 후에 무리한 운동을 하는 것은 바람직하지 않지만, 가볍게 걷기 운동을 해주면 위장 운동이 증가하여 소화가 훨씬 쉽고 빨리 된다. 밥 먹고 누워 있는 습관은 대장암을 부른다.

불면증, 피부 미용 개선

걷기를 하면 근육과 뼈가 튼튼해지는 효과가 있다. 뼈에 운동 부하가 걸려야 칼슘이 뼈로 가고 골다공증이 예방된다. 또한 관절 주변의 근육과 인대가 강화되어야 관절염과 통증이 감소한다.

피부 미용에도 걷기가 최고다. 고가의 화장품을 바르는 것보다 숨차고 땀나는 걷기가 피부를 더 빛나게 한다.

걷기는 불면증에도 도움을 준다. 사실 불면증 환자들의 절반 이상이 운동장애가 있다. 무릎이 아프고 허리가 아파서 움직이지 못하고, 움직이지 못하기 때문에 혈액순환이 되지 않고, 혈액순환이 잘되지 않아서 뇌 기능이 떨어지고 불면증이 되는 것이다. 저녁 식사 후에 걷기 운동을 30분만 하면 불면증에 시달리지 않는다.

한 달 만에 10년 젊어지는 걷기 운동

❶ 뇌 기능 활성화: 치매 예방

❷ 시력 향상: 멀리 보는 습관

❸ 심장질환 예방: 고혈압과 콜레스테롤 조절

❹ 폐활량 증가: 공황발작 감소

❺ 췌장 기능 향상: 내당능과 혈당 흡수능력 증가

❻ 소화 기능 향상: 위장 운동 증가

❼ 피부 미용 개선: 고가의 화장품보다 효과가 좋다

4장

비만을 예방하고
다이어트에 좋은 식사

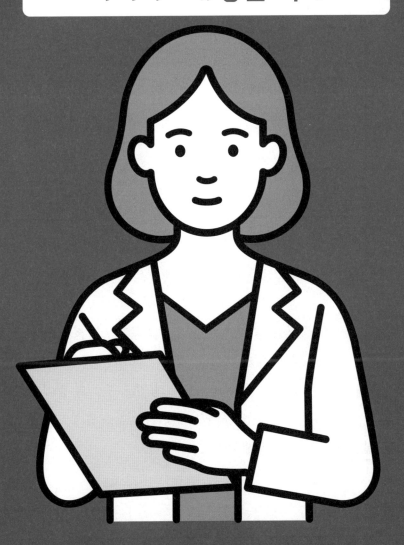

간헐적 단식의
원리와 방법

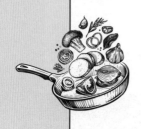

다이어트 방법으로 가끔 굶어주는 간헐적 단식이 유행이다. "불규칙적인 식사라서 몸에 나쁘다!" "가끔 속을 비워주는 게 좋다!" 등등 찬반 의견이 엇갈린다. 필자의 의견은 간헐적 단식은 무조건 하면 좋다는 것이다. 보통 사람은 아침을 먹고 몇 시간 지나서 점심을 먹고, 중간에 간식을 먹고, 저녁을 먹은 후에 야식까지 챙겨 먹는다. 온종일 먹은 음식이 소화되기도 전에 또 음식을 먹는 것이다. 하지만 한 끼만 살짝 굶어주면 미친 듯이 일하던 소화기관 즉 위와 장이 잠시 쉴 수 있다. 이렇게 하면 지방을 쉽게 태울 수 있는 몸 환경이 만들어진다.

간헐적 단식의 원리

먹는 양에 비해서 살이 더 많이 찐다고 느끼는 사람에게도 간헐적 단식이 좋다. 그 이유를 이해하려면 우선 '인슐린'의 작용을 알아야 한다.

밥을 먹으면 혈당이 올라가고 인슐린이 분비된다. 인슐린은 우리 몸에 있는 포도당을 에너지로 사용하도록 만드는 호르몬이다. 그런데 먹은 음식이 너무 많아서 당장 필요한 에너지로 바꾸고도 포도당이 남으면 어떻게 될까? 남은 포도당은 체지방으로 바뀐다. 그래서 배와 옆구리 살로 차곡차곡 저장된다. 이렇게 식사량이 증가하면서 혈당이 오르락내리락 롤러코스터를 타면 인슐린은 더 많이 분비된다. 문제는 이 과정을 반복하면 우리 몸이 인슐린의 작용에 둔감해진다는 것이다. 똑같은 양의 인슐린이 분비돼도 포도당을 에너지로 쓰지 않고 지방으로 저장하는 일이 발생한다. 음식을 먹는데도 에너지는 생기지 않고 살만 찌는 악순환이 반복된다. 이렇게 인슐린에 둔감해진 상태를 '인슐린 저항성'이라고 한다.

이 문제를 해결할 방법은 우리 몸을 인슐린에 좀 더 민감하게 만들어주는 것이다. 매일 보는 사람의 얼굴은 그다지 반갑지 않지만 오랜만에 만난 친구는 누구나 반갑듯이, 마찬가지로 인슐린이 한참 분비되지 않다가 갑자기 나타나면 우리 몸이 바로 알아차린다. 이것이 바로 '간헐적 단식'의 원리다. 실제로 미국 소화기학회 연례학술대회에서 한 달 동안 간헐적 단식을 시행한 결과 인슐린 저항성이 개선되었다고 한다. 가끔 굶어주면 우리 몸이 인슐린에 더욱 민감하게 반응하고 포도당을 곧바로 에너지로 바꾸면서 체지방이 쉽게 쌓이지 않는 몸이 된다.

간헐적 단식을 하면 다이어트 효과뿐만 아니라 혈당조절이 쉬워져서 당뇨병 예방에도 도움이 된다. 무엇보다 단식은 디톡스 즉 해독작용으로 우리 몸에 쌓여 있는 죽은 세포를 깨끗하게 청소하는 과정을 촉진한다. '자가포식 작용'이 이루어지는 것이다. 쓸모없는 세포 찌꺼기들이 모두 사라지면서 면역력도 강화된다. 오래된 세포를 청소하고 새로운 세포가 잘 자라게 해주면 결국 노화를 방지할 수 있다.

간헐적 단식 방법

16:8 단식

간헐적 단식은 무조건 굶기만 하면 될까? 그렇지 않다. 마구잡이로 굶다 보면 부작용이 생길 수 있으니 음식을 먹는 시간과 단식하는 시간을 잘 조절해야 한다. 가장 대중적인 간헐적 단식의 비율은 16:8이다. 16시간 단식하고 그 후 8시간 동안 식사하는 방법이다. 그렇다고 8시간 동안 과식하라는 것은 아니다. 16시간 단식하고 8시간 동안 3끼를 몰아서 먹어도 안 된다. 보통 2끼 정도 먹으면 되는데, 오전 11시부터 저녁 7시 사이에 점심과 저녁을 먹고 다음 날 오전 11시까지 아무 것도 먹지 않는 방법을 많이 사용한다. 오전 11시에서 저녁 7시까지 8시간이고, 저녁 7시부터 다음 날 오전 11시까지가 16시간이다. 그래서 16:8 단식이라고 한다. 공복 시간이 대부분 잠을 자는 시간이라 단식의 고통이 덜한 편이다.

24시간 단식

16:8 단식보다 조금 더 강한 것이 24시간 단식이다. 하루에 한 끼만 먹는 '1일 1식'을 하는 것이다. 이 방법은 1일 1폭식이라는 별명이 있다. 오랜만에 식사하다 보니 많이 먹기 때문이다. 한번에 몰아서 먹는 방법이라 평소보다 과식할 가능성이 높다. 이것만 주의하면 해볼 만한 단식 방법이다.

5:2 단식

일주일에 5일은 평소대로 먹고, 2일은 저열량식을 하는 것이다. 단식하는 동안에는 아침, 점심은 굶고 저녁만 먹는 1일 1식을 하면 된다. 단식하는 요일은 연속 또는 퐁당퐁당 요일을 건너뛰는 방식으로 해도 무방하다. 예를 들어, 월화목금토는 평소대로 먹고, 수요일, 일요일은 단식하는 방식이다. 이때도 주의할 것은 폭식이다.

36시간 단식

이 단식법은 격일 단식이다. 하루는 먹고 다음 날은 굶는 것이다. 온 종일 굶는 것이 힘들지만 해볼 만한 단식이다.

간헐적 단식할 때 주의 사항

예전에 TV방송 〈무한도전〉에 나와서 유명해진 작곡가 겸 가수 유재환은 다이어트를 해서 34kg 감량했다. 유재환이 밝힌 다이어트 방법이 간헐적 단식이었다. 23시간 공복 후에 1시간 동안 식사를 했다. 그런데 1시간 동안 먹고 싶은 음식을 마음껏 먹었다. 한 끼에 마라샹궈, 달걀볶음밥, 꿔바로우를 싹 다 먹은 적도 있다고 한다. 결과적으로 유재환은 요요가 와서 다시 예전 몸무게로 돌아갔다. 그냥 살만 찐 게 아니라 염증 수치도 높아지고, 머리카락도 빠지고, 온몸이 때려 맞은 것처럼 아프고 무기력하다고 토로했다. 간헐적 단식도 올바른 방법으로 잘해야 효과가 있다.

치팅데이

간헐적 단식에서 음식 먹는 시간을 '치팅데이 Cheating Day'라고 한다. 단식한 후에 좋아하는 음식을 양껏 먹는 것은 반드시 피해야 한다. '종일 굶었으니까 이 정도는 괜찮아'라는 보상 심리도 버려야 한다. 공복 후에 급하게, 한 번에 많은 음식을 먹으면 인슐린이 갑작스럽게 증가해서 역효과가 날 수 있다. 평소 먹던 1인분 분량 정도만 먹을 것을 권한다.

식사 시간

먹는 양 자체는 많지 않은데 온종일 뭔가를 먹는 사람이 간혹 있다. 간헐적 단식에서는 정해진 식사 시간 외에는 아무것도 먹지 말아야 한다. 원칙적으로 단식 기간에는 물만 마시는 것이 좋다. 그래야 몸에 쌓여 있던 지방을 태우고 독소를 해독할 수 있다.

운동

필자가 항상 강조하는 것이 운동이다. 건강한 몸을 만드는데 식이 조절에만 의지하면 절대 안 된다. 먹는 것만으로는 효과를 볼 수 없다. 적당하고 꾸준한 운동이 꼭 필요하다. 그래야 체중조절도 되고, 근육이 붙고, 면역력도 생긴다.

주의해야 할 사람

간헐적 단식은 성장기에 있는 유·청소년이나 임산부는 하지 않는 것이 좋다. 부작용이 오히려 더 커질 수 있다. 또한 너무 오랫동안 단식을 반복하는 것도 삼가야 한다. 단식할 때 부작용이 생기면 반드시 의사, 한의사와 상담하기를 권한다.

간헐적 단식

❶ 우리 몸은 가끔 단식하면 노폐물 제거에 더 유리해진다

❷ 단식이 인슐린 저항성을 개선한다

❸ 16:8 단식: 16시간은 굶고 8시간 동안 2끼 정도 소식한다

❹ 24시간 단식: 하루에 한 끼만 소식한다

❺ 5:2 단식: 일주일에 이틀은 단식하고 5일간 정상 식사를 한다

❻ 36시간 단식: 이틀에 한 번만 단식한다

❼ 단식 기간에는 절대 폭식하지 않는다

❽ 보상 심리의 발동을 차단한다

❾ 적당한 운동을 병행한다

복부팽만을
유발하는 음식과
완화하는 음식

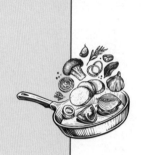

먹은 것이 별로 없는데 배가 불룩하고 심지어 딱딱해져서 불편했던 경험이 있을 것이다. 특히 전날 기름진 음식이나 인스턴트 음식을 많이 먹었거나 과도한 음주를 한 경우에 더 그렇다. 자고 일어나면 속이 더부룩하면서 배가 빵빵하게 부풀어 오른 것 같은 느낌이 든다. 이런 증상을 복부팽만이라고 한다.

자율신경에 이상이 생기면 복부팽만이 더 심해진다

일반적으로 복부팽만은 과민성대장증후군의 보편적 증상 중의 하나다. 건강한 사람은 조금 쉬거나 운동하면 다시 정상으로 돌아오지만 과민성대장증후군이 있는 사람은 그렇지 못하다. 소화가 잘되지 않는 음식, 육식을 많이 해도 장내에 가스가 찰 수 있다. 또한 탄산음료를 마셔도 그 속에 포함된 이산화탄소가 우리 몸속에 확산되면서 가스가 차오른다.

음식을 많이 먹지도 않았는데 배가 불룩해지는 경우는 위와 장이 약해져서 장점막이 부어오른 것이다. 장점막이 부어 있고, 혈액순환이 잘되지 않으면 마치 장내에 뭔가 가득 찬 것처럼 팽팽하게 느껴진다. 또한 스트레스를 많이 받은 경우에도 복부팽만감이 생긴다. 자율신경에 이상이 발생하면 교감신경이 과흥분되고 대신에 부교감신경은 약해진다. 그래서 장운동이 멈춰버린다. 진료실에서 환자와 상담하다 보면 "위가 움직이지 않는다." "장이 멈춰있는 것 같다"라고 호소하는 분들이 꽤 많은데, 스트레스가 장을 정지시킨 것이다. 이 두 경우는 어떤 음식을 먹어도 팽만감이 생길 수밖에 없다. 심지어 약을 먹어도 배가 부풀어 오르는 경우도 있는데 이때는 음식보다는 자율신경 조절이 치료에 더 도움이 된다.

속을 더부룩하게 하고, 배에 가스가 차게 하는 음식

글루텐 함유 음식

현대인들이 소화불량이라는 만성질환을 달고 살 수밖에 없는 이유 중 하나는 글루텐이 함유된 음식과 관련이 있다. 글루텐이 함유된 음식 중에 대표적인 것이 밀가루다. 밀가루 음식만 먹으면 소화가 안 될 뿐만 아니라 유독가스가 차고 속이 부글부글 끓는 사람들이 있다. 특히 장이 약하거나 글루텐 단백질을 분해하는 효소가 없는 경우에는 복통과 설사가 심할 수 있다. 유당 분해효소가 없어서 유제품을 먹으면 유당불내증을 일으키고 복부팽만과 과민성대장증후군을 유발하는 경우와 비슷하다.

포드맵 음식

복부팽만이 있는 사람에게는 건강에 좋다고 생각하는 음식이 독이 될 수도 있다. 그것은 포드맵 음식이다. 포드맵 식품은 식이 탄수화물의 일종이다. 호주 모나쉬대학교의 연구진들이 처음 발견한 것으로, 장에서 흡수가 잘되지 않고 발효되는 올리고당류, 이당류, 단당류와 폴리올을 말한다. 단쇄 탄수화물이기 때문에 장에서 흡수가 안 되는 것이다. 포드맵 식품을 과다 복용하면 복부팽만, 하복부 통증, 고창, 설사 등의 과민성대장증후군의 증상들이 나타난다. 장에 가스가 잘 차고 팽만감이 있는 사람은 반드시 피해야 한다.

포드맵이 많이 함유된 식품은 여러 가지가 있다. 과일 중에는 사과, 배, 복숭아, 망고 등이 있고, 채소 중에는 양파, 마늘, 양배추, 브로콜리가 있다. 견과류에는 대부분 포드맵이 많이 함유되어 있다. 콩이나 곡물도 마찬가지다. 이렇게 나열하고 보니 먹을 것이 없다. 사실 포드맵 음식들이 무조건 나쁜 것은 아니다. 복부팽만이나 과민성대장 증상이 심한 사람들이 포드맵 음식을 과도하게 섭취할 경우에 증상을 악화시킬 수 있다는 정도로 이해하면 좋을 것 같다.

복부팽만을 완화하는 음식

생강은 혈액순환 촉진

생강은 복부를 시원하게 뻥 뚫어준다. 〈푸드 사이언스 앤 뉴트리션 Food Science and Nutrition〉 저널에 발표된 연구에 따르면, 생강이 복통과 복부팽만감, 조기 포만감, 트림, 메스꺼움과 같은 대부분의 소화불량 문제를 완화하는 데 도움을 준다고 한다. 생강이 위장관의 혈액순환을 돕기 때문이다. 위와 장의 혈액순환이 원활해야 소화도 완벽하게 되고, 장에서 가스의 흡수도 증가하고, 장내 유해균으로 인한 비정상 가스의 발생도 줄일 수 있다.

생강은 차로 마시는 것이 가장 좋다. 식사 전후에 가벼운 생강차 한 잔이 복부팽만을 줄여준다. 다만, 생강차도 너무 많이 마시면 그 자체로 팽만감을 유발할 수 있다는 점을 유념하자.

바나나는 칼륨 함량이 높다

바나나는 칼륨 함량이 높은 대표적인 과일이다. 칼륨이 풍부해서 수분을 공급하고, 나트륨을 배출하는 데 효과적이다. 또한 섬유질도 풍부해서 장운동을 돕고 소화에 도움을 준다. 한 연구에 의하면 매끼 식사 전에 바나나를 먹은 여성들이 그렇지 않은 여성들보다 복부팽만을 덜 느꼈다고 한다. 이와 비슷한 효과로 아보카도와 오이 역시 수분과 칼륨이 풍부해서 복부팽만을 완화해준다.

민트는 소화불량 치료제

민트는 오래전부터 소화불량 치료제로 알려져 있다. 민트가 복부팽만감을 없애는 데도 큰 도움이 된다. 2015년 미국 사우스 앨라배마 대학교 연구팀에 따르면 과민성대장증후군을 가진 72명의 사람들을 대상으로 페퍼민트 오일 캡슐 180mg을 하루에 3번 복용하게 한 결과 복부팽만 증상이 개선된 것으로 나타났다고 한다.

파인애플의 브로멜라인은 단백질 분해효소

파인애플은 대부분 수분으로 구성되어 있다. 서양에서는 복부팽만 개선 음식으로 파인애플을 추천한다. 파인애플에 함유된 브로멜라인이라는 천연 소화효소가 음식물의 분해를 돕기 때문이다. 브로멜라인은 단백질 분해 효과가 있어서 주로 육식을 한 후에 좋다고 알려져 있다. 염증을 억제하고, 혈액을 맑게 하고, 상처 치유를 빠르게 하고, 통증을 완화하고, 지방세포의 형성을 방해하는 등 다양한 효능이 있는 것이 브로멜라인이다. 장내에 가스가 찰 때는 파인애플을 권한다.

레몬즙은 소화장애 개선

레몬즙의 원자 구조는 위장의 소화액과 유사하다는 말이 있다. 레몬즙은 간의 담즙생성을 활성화하고 음식의 소화를 돕는다. 소화장애가 생기면 정상적인 소화를 돕는 염산이 충분히 분비되지 않는데 이때 레몬차 한 잔을 마시면 소화가 좀 더 원활하게 진행된다. 소화가 안 되고 가스가 찰 때는 레몬즙 마시기를 생활화하자.

매운 음식은 장운동 증가, 염증 억제

매운 음식을 먹으면 속이 뒤집어지거나 설사를 유발하는 경우가 많다. 그래서 고춧가루는 복부팽만에 좋은 음식으로 생각하기 힘들다. 하지만 약간의 매운맛은 더부룩한 속을 진정시키는 효과가 있다. 고춧가루에 든 캡사이신 성분이 뱃속 가스를 줄여주기 때문이다. 또한 대부분의 매운 향신료들을 소량 복용하면 염증을 억제하는 효과가 있다.

로우 포드맵 음식

포드맵이 적게 함유된 음식을 로우Low 포드맵 음식이라고 한다. 과민성대장증후군이나 복부팽만이 잦은 사람은 로우 포드맵 식사만 잘해도 증상 개선에 도움이 된다. 로우 포드맵 음식은 곡류는 쌀밥과 감자, 콩류는 완두콩과 두부, 채소는 가지, 호박, 시금치, 당근, 셀러리, 과일은 블루베리, 포도, 키위, 멜론, 토마토, 오렌지, 딸기 등이 있다.

복부팽만을 완화할 때 음식이 중요한 역할을 한다. 위와 장은 음식이 지나가는 통로이기 때문이다. 그래서 음식 조절을 잘해야 하고, 조금씩 자주 먹고, 천천히 꼭꼭 씹어 먹으면 좋다. 식사할 때마다 속이 더 부룩하면 식사량을 조금 줄이고, 과식한 후에는 다음 끼를 건너뛸 것을 권한다.

복부팽만을 치료하는데 음식보다 더 중요한 것은 운동이다. 팽만감이 느껴질 때마다 가벼운 산책이나 제자리 걷기 혹은 제자리 뛰기를 해주면 좋다. 혈액순환이 살아나야 장에서 수분과 가스 흡수가 증가하고 장운동도 원활해진다. 그 어떤 약보다 운동이 효과적이라고 자신 있게 말할 수 있다. 속이 답답하다면 운동할 것을 적극 추천한다.

복부팽만을 유발하는 음식

❶ 글루텐 함유 음식: 밀가루 음식

❷ 포드맵 음식: 올리고당, 이당, 폴리올 함유 음식

복부팽만을 완화하는 음식

❶ 생강: 혈액순환 촉진

❷ 바나나: 풍부한 칼륨

❸ 민트: 소화불량 치료제

❹ 파인애플: 브로멜라인 단백질 분해효소

❺ 레몬즙: 소화장애 개선

❻ 매운 음식: 장운동 증가, 염증 억제

❼ 로우 포드맵 음식: 쌀밥, 완두콩, 시금치, 블루베리

❽ 반드시 운동을 병행해야 한다

살이 저절로 빠지는 7가지 습관

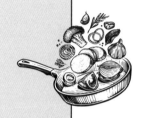

살 빼기는 힘들다. 수도 없이 다이어트를 시작하지만 잘되지 않는 것이 바로 살 빼기다. 큰돈 들이지 않고 또 힘들지도 않게 살이 쑥쑥 빠지는 습관 만드는 법을 알아보자. 이 습관만 몸에 배면 더 이상 다이어트로 걱정하지 않아도 된다.

소금 먹기

소금을 먹으라고? 소금을 먹으면 살이 더 찌는 것 아닌가? 사실 우리가 뭔가 먹고 싶다고 느끼는 것은 대부분 배가 고픈 것이 아니라 갈증이 나는 것이다. 이것을 가짜 배고픔이라고 한다. 갈증 때문에 이것저것 더 먹게 되는 것이니 차라리 소금을 먹으면 갈증이 싹 사라지는 효과가 있다.

소금을 한 숟갈씩 퍼서 먹으라는 것이 아니다. 밥 먹은 지 얼마 되지 않았는데 입이 궁금하거나, 배가 딱히 고프지도 않은데 빵 생각이 나거나, 늦은 저녁에 뭔가 먹고 싶을 때 소금을 손가락으로 살짝 찍어서 먹어보자. 그리고 물 한 잔을 마셔 보자. 거짓말처럼 입맛이 뚝 떨어진다. 다만, 고혈압이나 신장질환 같은 기저질환이 있는 사람들은 이 방법을 따라 해서는 안 된다.

파란색 접시 이용하기

한 연구에 따르면 파란색이 식욕을 억제한다. 미국 시카고 대학의 연구에 따르면 붉은색 접시는 식욕을 자극하는 반면에 푸른색 접시는 식욕을 떨어뜨려 배고픔을 진정시키고 이성적인 사고를 도와서 식욕을 억제한다고 한다. 실험 결과, 붉은색 계열의 식탁보나 접시에 식사하는 경우에 가장 높은 식욕 반응을 보였고, 황록색과 청색 그리고 보라색으로 된 식탁보와 접시에 식사할 때 식욕 반응이 급격히 떨어졌다. 노무라 준이치 박사는 "황록색, 청색, 보라색은 덜 익은 음식과 상한 음식으로 인식되기 때문이다"라고 말했다. 주방과 식탁 그리고 접시, 그릇을 모두 파란색으로 바꿔보자. 살이 쑥 빠질 수도 있다.

혼자서 천천히 먹기

우리는 급하게 먹는 것이 안 좋다는 것을 잘 알고 있다. 사람은 사회적 동물이다. 혼자 있으면 잘 먹지 않지만 여럿이 모이면 기분이 좋아져서 더 먹게 된다. 필자도 대학을 졸업하고 1년간 본가에서 부모님과 함께 지낸 적이 있는데 그때 딱 1년 만에 10kg이 늘어났다. 혼자서는 소고기 300g 먹기가 힘들지만 5명이 모이면 소 한 마리도 먹는다는 말이 있다. 회식 자리가 많으면 체중 증가를 피할 수 없다. 살을 빼려면 되도록 혼자 외롭게 식사를 해보자. 좀 우울하기는 하지만 살 빼기가 이토록 쉬운 일이 아니다.

옷을 조금 얇게 입기

한의원에 방문한 환자들과 이야기하다 보면 혈액순환이 잘되지 않아서 병이 생긴 사람들이 대부분이다. 혈액순환이 잘되지 않으면 몸이 냉해져서 체온이 떨어진다. 우리 몸은 36.5도라는 체온을 유지하면서 에너지를 만들어내는데 에너지 생성이 잘되지 않아서 체온이 떨어진다.

에너지는 혈액 속에 보관되므로 피가 뜨거운 것이다. 뜨거운 피가 온몸을 구석구석 잘 돌고 있으면 몸이 따뜻하고, 피가 잘 돌지 않으면 몸이 차다. 체온이 떨어지면 면역력에 문제가 생긴다. 그런데 '옷을 조금 얇게 입고 춥게 지내라니 이게 무슨 말인가?' 체온을 유지하기 위해서 옷을 껴입고, 실내 온도를 올리면 우리 몸은 더 이상 에너지를 만들 필요가 없다고 느낀다. 그래서 대사량이 떨어진다. 반대로 옷을 조금 얇게 입거나 실내 온도를 내려서 서늘하게 만들면 우리 몸은 체온을 올리기 위해서 대사량이 증가한다. 그래서 지방을 태우게 된다. 지방을 태워야 살이 빠진다. 이것은 체중을 줄이고 면역력을 높이는 습관으로는 최고의 방법이다. 다만, 몸에 지병이 있는 경우에는 이렇게 하면 병이 더 악화될 수도 있으니 주의해야 한다.

해독 주스 마시기

사실 살찌는 원인은 딱 한 가지다. 많이 먹기 때문이다. 주변에 비쩍 마른 사람의 일과를 살펴보면 거의 먹지 않는다. 반면에 살찐 사람들 주변에는 늘 먹을 것이 있다. 살을 빼기 위해서는 안 먹는 것이 가장 좋다. 하지만 이것이 쉽지 않다. 그래서 해독 주스를 만들어 마시는 습관을 들이면 효과적이다.

해독 주스의 기본은 ABC 주스다. 사과(Apple), 비트(Beet), 당근(Carot)을 갈아서 먹는 것이다. 여기에 블루베리나 요구르트를 추가해서 마시면 좋다. 식이섬유가 풍부한 음식은 조금 달아도 살이 잘 찌지 않는다. 섬유질이 당분의 흡수를 느리게 만들기 때문이다. 또 배고플 때 견과류를 조금 먹거나, 약간 매운 음식들이 지방을 연소시키는 효과가 크므로 강황, 생강, 고추, 양파 등을 먹으면 효과적이다. 다만, 매운 음식은 소화를 촉진해서 배고픔을 유발할 수 있으니 이 부분만 주의하면 된다.

> **Tip 탄수화물 줄이기**
>
> 살을 빼기 위한 식단에서 제일 중요한 것은 탄수화물을 피하는 것이다. 그런데 탄수화물은 줄이기가 쉽지 않다. 그래서 필자는 과자와 빵, 라면 이 3가지만 피하라고 한다. 이 3가지만 피해도 일단 절반은 성공이다. 그 대신 해독 주스를 자주 마시기를 권한다.

긍정적 사고

연예인들은 실제로 몸매와 몸무게가 수입과 직결되므로 다이어트를 목숨 걸고 한다. 하루에 바나나 하나만 먹고 3~5시간 운동해서 돈이 수억 원씩 들어온다면 안 할 이유가 없다. 하지만 보통 사람들은 다이어트 자체가 그냥 또 하나의 스트레스일 뿐이다. 그래서 힘든 것이다. 나를 사랑하고 긍정적인 사고로 내 몸무게와 체형에 만족해보자. 사실 남들은 나에게 그다지 관심이 없고 나 자신만 나에게 가장 큰 관심이 있다. 다이어트는 자기만족이다. 스스로 만족하면 그것이 다이어트다. 우스운 얘기일 수도 있지만 "에라 모르겠다! 에라 모르겠다! 에라 모르겠다!" 이렇게 세 번 외치고 그냥 사는 것도 하나의 방법이다.

꾸준한 운동

살을 빼기 위해서 운동을 시작하면 오히려 살이 더 찌는 경우가 많다. 실컷 등산하고 나서 막걸리 한잔 하고 나면 소용이 없다. 달리기하고 나면 허기가 져서 더 많이 먹는다. 살이 쑥쑥 빠지는 실제적인 운동은 걷기다. 하루 30분에서 1시간 정도만 걸어보자. 매일 꾸준히 해서 습관을 만드는 것이 중요하다. 점심 식사 후에 혹은 저녁 식사 후에 매일 30분 걷고 나면 어느 날 갑자기 날씬해진 자기 모습을 보고 깜짝 놀랄 것이다. 한 가지 꼭 명심해야 할 것은 다른 습관들과 함께해야 효과가 있다는 것이다.

살이 저절로 빠지는 7가지 습관

❶ 소금 먹기: 허기질 때 소량의 소금 섭취하기

❷ 파란색 접시 이용하기: 파란색이 식욕을 억제한다

❸ 혼자서 천천히 먹기: 여럿이 먹으면 더 먹게 된다

❹ 옷을 얇게 입기: 약간의 추위가 몸의 지방대사량을 늘린다

❺ 해독 주스 마시기: 간식으로 ABC 주스 마시기

❻ 긍정적 사고: 스스로 만족하면 그것이 다이어트

❼ 꾸준한 운동: 격렬한 운동보다는 꾸준한 운동이 중요

유산균 아무거나
먹지 마라

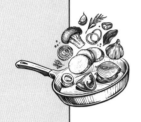

사람이 건강하게 살려면 중요한 두 가지가 있다. 음식을 잘 먹고, 숨을 잘 쉬어야 한다. 잘 먹어야 영양분의 공급이 되고, 숨을 잘 쉬어야 먹은 음식을 태워서 에너지로 만들 수 있다. 그래서 위장, 소장, 대장, 간 같은 소화기 건강이 중요하고, 또 폐의 건강이 중요하다. 사람이 죽을 때 보면 어떤 병이든 간에 결국 음식을 먹지 못해서 죽거나, 폐렴으로 숨을 쉬지 못해서 사망한다. 건강에 중요한 소화기, 그중에서도 장 건강에 중요한 유산균에 대해서 알아보자.

세균과 바이러스는 100% 박멸할 수 없다

유튜브 건강 채널을 보면 유산균에 관한 이야기가 많다. "유산균은 아침에 먹어야 좋다." "유산균은 공복에 먹으면 위산 때문에 다 죽는다. 유산균이 장까지 잘 도달할 수 있도록 캡슐에 이중으로 싸야 한다." 등의 이야기들이다. 유산균은 한마디로 세균이다. 세균은 살아있는 생명체이므로 살아가는 환경이 중요하다. 환경이 좋으면 잘 살고, 환경이 나쁘면 죽어서 숫자가 줄어든다. '항생제 내성'이라는 말을 들어보았을 것이다. 우리가 항생제를 아무리 많이 먹어도 세균이 다 죽지 않는다. 대부분의 세균이 죽지만 몇 마리는 꼭 살아남는다. 항생제에 내성을 가진 세균 즉 항생제에 죽지 않는 놈이 몇 마리 살아남아서 다시 번식한다. 그래서 사실상 세균을 박멸한다거나, 바이러스를 완전히 박멸한다는 것은 있을 수 없다. 불가능한 일이다.

유산균도 마찬가지다. 유튜버들은 우리가 유산균을 먹으면 위산이 강력해서 다 죽는다며 "위산이 덜 나올 때 먹어라." "유산균은 담즙산에 분해가 되어버리니까 이중으로 캡슐로 싸야 한다"라고 하는데 사실 의미가 없다. 유산균은 절대 한꺼번에 다 죽지 않는다. 어떤 유산균이든 꾸준히 먹어주기만 하면 장까지 몇 마리는 반드시 도달한다.

유산균을 조금씩 보충하면 유리하다

유산균을 왜 먹어야 할까? 시중에 파는 유산균을 먹기만 하면 그들이 장내에 도달해서 무럭무럭 자라고 우리를 건강하게 해주는 것일까? 꼭 그렇지는 않다. 우리 몸속 장에서 자라는 유산균총은 태어나면서 엄마에게 받은 유산균총이 우세종으로 평생을 간다. 이유식을 하면서 약간씩은 변하지만 거의 고정이 되어버린다. 그래서 좋은 유산균을 많이 먹어도 그것이 우리의 장 속에서 막 자라서 금방 우세종이 되지는 못한다.

그럼 유산균을 먹을 필요가 없는 것일까? 그렇지는 않다. 약간씩만 자라줘도 도움이 된다. 안 먹는 것보다는 꾸준히 먹는 것이 더 유리하다. 많이 먹는 것도 약간의 도움이 된다. 중간에 위산에 의해서 죽고, 담즙산에 의해서 분해가 되고, 유해균과 싸우다 죽기도 하므로 많이 먹을수록 유리하다. 하지만 앞에서 유산균은 세균이라고 했다. 세균은 일반적으로 제대로 된 환경에서 번식이 잘 이루어지기만 하면 그 숫자가 40분마다 2배로 증가한다. 그래서 하루만 지나면 300억 마리가 넘게 증가할 수 있다. 이론상 말이다. 따라서 무조건 많이 먹을 필요도 없다. 여러분은 "뭐 이것도 아니고 저것도 아니고 그럼 결론이 뭔가?"라고 묻고 싶을 것이다. 결론은 적당한 양의 유산균을 꾸준히 먹으면 무조건 도움이 된다는 것이다.

유산균을 먹는 것보다 장내 환경관리가 더 중요하다

꼭 기억해야 할 것이 한 가지 있다. 유산균을 많이 먹고 꾸준히 먹는 것보다 더 중요한 것이 유산균이 서식할 좋은 환경을 만들어주는 것이다. 사실상 장내 환경이 좋아지면 유산균을 안 먹어도 유산균이 잘 자란다. 그래서 장내 환경을 얼마나 건강하게 유지해주느냐가 더 중요하다. 요즘 홈쇼핑에서 많이 판매하는 프리바이오틱스라는 제품이 있다. 이것은 유산균의 먹이다. 유산균이 잘 살려면 먹이가 충분해야 하기 때문에 프리바이오틱스의 복용이 중요하다.

음식도 장내 환경에 영향을 준다. 술 마시고, 담배 피우고, 과자, 라면 같은 인스턴트 음식, 기름에 튀긴 음식 등을 많이 먹게 되면 장내에 유산균 대신 유해균이 번성하게 된다. 긴장과 스트레스도 장내 환경을 파괴한다. 자율신경의 균형이 무너지고 교감신경이 과흥분되면 면역력은 떨어지고 활성산소가 증가한다. 이와 함께 부교감신경의 기능이 약해지면서 장의 혈액순환이 나빠지고 유해균이 번성하는 계기가 된다. 반대로 유산균이 잘 자라게 되면 스트레스와 불안과 관련된 유전자의 발현이 바뀐다.

장이 따뜻해야 한다

유산균은 어떻게 먹어야 할까? 유산균은 꾸준히 많이 먹는 것이 효과적이다. 먹는 시간은 별로 중요하지 않다. 양도 그다지 중요하지 않다. 가장 중요한 것은 장내 환경을 유산균이 잘 살 수 있도록 바꾸어 주는 것이다.

우선, 장이 따뜻해야 한다. 장염이 잘 생기고, 설사를 자주 하고, 배앓이를 하는 사람들은 대부분 장이 냉하다. 장의 온도가 떨어지면 유산균이 잘 자라지 못한다. 그래서 장의 혈액순환을 돕는 생강, 강황, 양파, 마늘, 비트 등을 꾸준히 복용하는 것이 유산균을 먹는 것보다 더 중요하다.

유산균의 먹이를 풍부하게 공급해야 한다

장내 환경을 유산균이 잘 살 수 있도록 바꾸어 주려면 유산균의 먹이 즉 프리바이오틱스를 풍부하게 공급해야 한다. 프리바이오틱스는 쉽게 말해서 식이섬유와 올리고당이다. 그래서 해독 주스를 만들어서 꾸준히 마시면 효과가 있다. 앞에서 유산균이 한 마리만 살아있어도 적절한 환경에서는 하루 만에 300억 마리로 불어날 수 있다고 했다.

프리바이오틱스 해독 주스 만드는 법

첫 번째 재료는 신선초다. 신선초는 십자화과 식물이다. 브로콜리, 양배추, 케일, 콜리플라워, 고추냉이, 무 등이 이에 속한다. 십자화과 식물들은 유산균의 먹이가 되는 식이섬유가 풍부하면서 항염, 항균 작용도 강하다. 그래서 유해균의 서식을 방해한다. 또 비타민C, K, E, 엽산과 셀레늄, 멜라토닌도 풍부하게 들어있다.

두 번째 재료는 당근이다. 당근은 슈퍼 푸드다. 당근을 매일 먹으면 웬만한 질병은 예방할 수 있다. 당근은 유산균의 먹이가 되는 식이섬유가 풍부하다. 또 베타카로틴이 풍부해서 우리 몸속에 들어오면 비타민A가 된다. 당근은 강력한 항산화 작용으로 노화 방지, 세포재생 촉진, 눈을 건강하게 하고, 심장병을 예방하고, 암을 예방하는 효능이 있다.

세 번째 재료는 사과다. 매일 아침 사과 한 개를 먹으면 100살까지 장수한다고 한다. 사과는 식이섬유인 펙틴이 풍부하여 콜레스테롤 수치를 낮춰준다. 비타민C가 풍부해서 면역력도 증가시켜 준다. 포만감을 주므로 다이어트 효과도 있다. 녹즙이나 해독 주스에 사과가 꼭 들어가는 이유는 맛이 좋기 때문이다. 당근이나 신선초만 갈면 맛이 없어서 오래 먹지 못한다. 그래서 사과가 꼭 필요하다.

네 번째 재료는 블루베리다. 블루베리는 껍질에 레스베라트롤이라고 하는 항산화제가 들어있다. 강력한 항산화 성분이다. 이 성분이 대장암을 예방한다. 또 카테킨 성분은 살균 작용으로 유해균을 억제하고 염증을 예방하며, 탄닌 성분은 대장의 혈관을 튼튼하게 만들어서 장누수증후군을 예방해준다.

신선초, 당근, 사과, 블루베리를 적당량 섞어서 해독 주스로 만들어 마셔 보자. 각각의 비율은 크게 중요하지 않다. 조금 더 맛나게 먹으려면 사과와 블루베리의 양을 늘리고, 항산화 작용을 더 크게 하려면 신선초, 당근의 양을 늘리면 된다. 매일 1~2회 마시면 장내 유산균이 자라는 데 큰 힘이 될 것이다.

유산균 아무거나 막 먹지 마라

❶ 세균과 바이러스는 100% 박멸이 불가능하다

❷ 유산균을 조금씩 보충해주면 건강상 유리하다

❸ 유산균을 먹는 것보다 더 중요한 것은 장내 환경이다

❹ 음식과 스트레스가 장내 환경을 파괴한다

❺ 장이 따뜻해야 유산균이 잘 자란다

❻ 먹이가 풍부해야 유산균이 잘 자란다

❼ 프리바이오틱스 해독 주스 만들기: 신선초, 당근, 사과, 블루베리

장 기능이 약해지면
나타나는 의외의 증상들

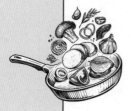

최근 크론병과 궤양성대장염 같은 염증성 장 질환 환자가 5년간 33% 증가했다. 크론병과 궤양성대장염은 장에 염증이 생겨서 심한 복통과 설사, 출혈이 생기는 질환이다. 주로 20~30대 젊은층 환자가 39%를 차지하고 있다. 잦은 설사와 급박한 변 때문에 외출이 어렵고 이로 인해 우울증이나 불안증세로 발전하기도 한다.

장은 제2의 뇌

장은 뇌와 연결되어 있다는 말이 있듯 장을 제2의 뇌라고도 한다. 소화기질환이 있는 사람들이 우울증이나 불안증, 공황장애 같은 정신질환에 잘 걸리는 것은 이 때문이다. 반대로 인지능력에 문제가 있고 스트레스가 심하면 장 기능에 심각한 악영향을 준다고 해석할 수 있다.

사람의 장 속에는 수많은 미생물이 있는데, 사람의 세포수보다 훨씬 많은 100조 개 이상의 세균이 살고 있다. 우리가 매일 배설하는 똥의 3분의 1이 세균이다. 이것을 장내세균총이라고 한다. 장내세균총의 균형이 깨지면 장질환이 발생한다. 심하게는 염증과 출혈이 동시에 생기기도 한다. 복통이 생길 수 있고, 가스가 차거나 설사로 고생할 수도 있다.

장이 나빠졌을 때 나타나는 의외의 증상들

우울감

우리 몸에서 분비되는 행복 호르몬인 세로토닌의 90%가 뇌가 아닌 장에서 분비된다. 그만큼 사람의 기분을 좌우하는 것이 장 건강이다. 우울할 때 장을 편하게 해줄 뭔가를 찾아보기를 권한다. 신선한 채소와 과일, 통곡물, 생선과 올리브유가 듬뿍 든 지중해식을 하면 좋을 것이다.

단 음식에 대한 갈망

이상할 정도로 단 음식이 당긴다면 장기능에 이상이 생겼을 가능성이 높다. 장내세균총의 균형이 무너지고 나쁜 박테리아가 번성하고 있을 것이다. 이러한 증상은 주로 항생제를 복용한 후에 장내세균총이 무너졌을 때 잘 나타난다. 이때 유산균을 복용하거나, 식유섬유가 풍부한 과일과 야채를 많이 먹고, 녹차나 레몬수를 마시는 것도 도움이 된다. 항균 작용이 있는 허브차를 마시는 것도 권한다. 마늘, 생강, 양파처럼 약간 매운 음식들은 항균 작용이 강하다. 또한 양배추, 브로콜리, 순무, 케일, 콜라비, 겨자, 콜리플라워 같은 십자화과 식물들이 항균 작용, 항염증 작용이 모두 강하다. 장내세균총에 문제가 생겼을 때 복용하면 좋은 효과를 볼 수 있다.

잦은 피부병

이유 없이 피부병이 잦아지면 장 건강의 적신호일 수 있다. 장누수 증후군은 장의 점막이 약해지고 느슨해져서 장내 세균과 노폐물이 체내로 유입되는 질환이다. 이렇게 장벽을 뚫고 들어온 독소들이 순환계를 돌면서 혈액을 오염시키고 피부에도 악영향을 준다. 미국 뉴욕의 아이칸의대 피부과 휘트니 보훼 교수에 따르면 프로바이오틱스를 복용하면 몸속의 해로운 세균과 경쟁해서 장벽 역할을 해준다고 한다.

피부는 우리 몸에서 가장 큰 조직 중 하나다. 피부가 손상되면 수분이 몸 밖으로 빠져나가고 동시에 해로운 세균이 몸 안으로 침투할 수 있다. 장점막도 마찬가지다. 이때 좋은 유산균 즉 프로바이오틱스가 해로운 세균을 몸 밖으로 내보내고 우리 몸에 유익한 균을 유지하는 데 도움이 된다. 이것을 '세균성 간섭'이라고 한다. 좋은 유산균의 복용이 피부병의 치료에도 긍정적 영향을 주는 것이다.

체중 증가

장내세균총은 칼로리 섭취와 에너지 소비에 영향을 미친다. 연구에 따르면 과체중인 사람은 대개 장내 생태계가 다양하지 못하고 유해균의 비율이 높다고 한다. 항생제를 장기 섭취한 사람에게 비만이 잘 생기는 이유다. 또 장내에 존재하는 유해균 중에 퍼미큐티스라는 세균은 비만세균이라고 불린다. 퍼미큐티스가 장 속에 많아지면 식욕을 높이고 신진대사를 방해해서 기초대사량이 감소하고 결국 비만이 된다. 비만세균인 퍼미큐티스가 증가하는 정확한 원인은 아직 밝혀지지 않았다. 전문가들은 나쁜 식습관이나 생활방식, 약물 복용, 흡연, 음주, 적은 운동량, 스트레스 등이 이 균의 증가를 촉진한다고 하는데 그야말로 뻔한 이야기다. 나쁜 음식을 먹지 말고, 좋은 음식을 가려먹고 운동을 열심히 할 것을 권한다.

변비와 설사

변비와 설사는 장에 문제가 생겼을 때 우선적으로 나타나는 증상이다. 사람마다 변을 보는 횟수나 기간, 양이 모두 달라서 딱 정해진 기준은 없지만, 대개 하루이틀에 한 번 화장실을 가거나, 하루에 1~2회 정도 화장실을 가는 정도는 정상 범주로 본다. 변비든 설사든 진행이 되면 삶의 질이 무척 떨어지므로 빠른 조치가 필요하다. 설사와 변비에 동시에 효과 있는 음식은 식이섬유다. 식이섬유가 굳은 변을 무르게 해주고, 또 묽은 변은 수분을 흡착해서 굳혀주는 두 가지 역할을 모두 한다. 유산균의 먹이가 되는 것이 식이섬유다. 유산균 복용으로 효과가 잘 나타나지 않을 때 식이섬유를 함께 복용해주면 좋다.

장 건강을 지키는 생활 습관

일어나자마자 물 마시기

사람이 잠을 자는 동안은 장도 휴식을 취한다. 그래서 기상하자마자 물 한 잔을 마시면 장을 깨우게 된다. 이것을 '위대장 반사'라고 한다. 위장에 뭔가 음식이 들어오면 장이 움직이는 것이다. 아침 공복에 마시는 물 한 잔이 장운동을 도와서 배변을 원활하게 해준다.

식이섬유 충분히 먹기

장에 가장 좋은 영양분은 식이섬유다. 식이섬유는 변비와 설사에 모두 좋다. ABC 주스를 만들어서 매일 마시면 효과적이다. 차전자피, 다시마 환, 썬화이버를 구입하여 먹어도 좋다. 차전자피는 성질이 강하기 때문에 한꺼번에 많이 먹으면 복통이 생길 수 있다는 점만 주의하면 된다.

배고플 때 밥 먹기

하루 세 끼를 규칙적으로 먹는 것이 좋다고들 한다. 끼니를 일정한 시간에 먹는 습관을 들여야 소화효소, 호르몬 등 생체활성물질이 일정한 시간에 분비되어 장 건강에 도움이 된다는 것이다. 하지만 꼭 그런

것은 아닌 것 같다. 너무 규칙적으로 음식을 먹으려고 하다 보면 그것 자체가 스트레스가 되기 쉽다. 필자는 그냥 배고플 때 음식 먹는 것이 더 좋다고 생각한다. 배고프지도 않은데 억지로 일정한 시간에 먹는 것이 귀찮고 더 나쁘다. 기분이 좋아야 장도 편해진다.

규칙적인 운동

운동은 규칙적으로 하는 것이 좋다. 운동을 해야 혈액순환이 되고, 음식이 소화되고, 스트레스가 해소되고, 면역력이 좋아지기 때문이다. 필자가 무엇보다 중요하게 여기는 것이 운동이다. 운동을 하면 장이 저절로 좋아진다. 운동이 맞지 않는 체질은 없다. 힘들면 쉬었다 하면 된다.

장이 나빠졌을 때 나타나는 의외의 증상들

❶ 우울감
❷ 단 음식에 대한 갈망
❸ 잦은 피부병
❹ 체중 증가
❺ 변비와 설사

장 건강을 지키는 생활 습관

❶ 일어나자마자 물 한 잔 마시기
❷ 식이섬유 충분히 먹기
❸ 배고플 때 밥 먹기
❹ 규칙적인 운동

커피 다이어트로
내장지방을 제거하고
뱃살을 뺀다

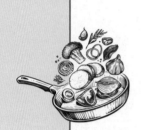

커피에는 울트라 슈퍼 파워가 있다. 커피의 가장 큰 효능은 지방을 연소시키는 것이다. 둘째, 대사를 촉진한다. 셋째, 인지능력이 향상한다. 하지만 커피는 마시는 시간에 따라서 인체 호르몬의 작용을 조절하기 때문에 효능에 큰 차이를 보인다.

인슐린 감수성

커피를 마시면 우리 몸속의 호르몬 분비에 영향을 주게 된다. 대표적 호르몬이 인슐린과 아드레날린이다. 지방을 연소시키기 위해서 인슐린 수치를 낮추어야 한다고 다들 이야기한다. 그런데 커피의 카페인은 사실상 혈당 수치를 올리고 혈압도 함께 올린다. 혈당이 올라가면 췌장에서 인슐린 호르몬이 분비되고, 인슐린이 근육세포를 자극하여 포도당을 사용하도록 하고, 대신 지방의 분해와 연소를 막고 지방의 축적을 촉진한다. 그래서 결과적으로 인슐린 수치를 낮춰야 한다고 하는 것이다.

커피를 마시면 인슐린 수치가 올라간다고 하니 뱃살을 빼는데 소용없는 것일까? 아니다. 커피의 카페인은 앞에서 설명했듯 아드레날린의 분비도 증가시킨다. 바로 이 호르몬 때문에 커피를 마시는 시간이 중요한 것이다.

〈당뇨병관리저널 The journal of Diabests care〉에서는 카페인 보조제를 섭취한 그룹과 그렇지 않은 그룹 사이에 인슐린 감수성에 차이가 나타난다고 밝혔다. 인슐린 감수성은 인슐린 저항성의 반대말이다. 인슐린이 우리 몸에 얼마나 잘 반응하는지를 나타낸다. 인슐린이 우리 몸 세포에 잘 작용하면 감수성이 높은 것이고, 잘 반응하지 못하면 저항성인 것이다. 예를 들어 맛 좋은 탄수화물 케이크를 한입 먹었을 때 당뇨병이 있는 사람은 인슐린이 잘 작동하지 않는다. 그래서 혈관 속의 당분이 근육으로 들어가지 못할 때 '저항성이 높다'라고 말한다. 그 대신 건강한 사람은 먹는 족족 근육으로 유입되어 에너지를 만들어내므로 '감수성이 높다'라고 말한다.

커피를 마시면 인슐린 감수성이 감소

커피를 마시면 인슐린 감수성이 15% 정도 감소한다고 한다. 그래서 혈관 속의 당분이 세포 속으로 들어가지 못하고 혈관 속에 그대로 남게 된다. 그런 이유로 커피를 마시면 혈당이 올라가는 것이다. 하지만 또 다른 호르몬인 아드레날린이 5배나 많이 분비된다고 한다. 아드레날린은 지방을 분해해서 에너지로 사용하는 호르몬이다. 더 정확하게 말하면 지방을 분해하는 효소를 자극하는 것이 아드레날린 호르몬이다. 그런데 아드레날린은 스트레스호르몬이다. 사람이 긴장하고 스트레스를 받으면 나오는 호르몬이 아드레날린이다. 스트레스를 받아서 자율신경이 자극되고 교감신경이 흥분하면 막 뿜어져 나온다. 혈압도 올리고, 혈당도 올리고, 얼굴도 붉어지고, 심장도 두근거리고, 잠도 안 오고, 변비가 생기고, 혈관은 수축해서 손발이 저린다. 그래서 살이 빠지게 된다.

다이어트를 위해서 먹는 대부분의 약품이나 식품이 이런 기전을 이용한다. 그래서 다이어트를 너무 과하게 하면 무리가 오고 건강을 해치기 쉽다. 커피도 마찬가지다. 적당히 잘 활용하는 것이 중요하다.

커피를 마시면 아드레날린 분비가 5배 증가

앞에서 우리가 스트레스를 받거나 흥분하게 되면 아드레날린이 분비된다고 했다. 커피를 마셔도 아드레날린이 분비되어 혈당을 높인다. 그런데 커피의 카페인이 일시적으로 인슐린 저항성을 증가시켜서 혈액 속의 당분을 에너지로 사용하는 것을 방해한다. 대신 커피의 카페인이 아드레날린 분비를 5배나 늘리고, 지방분해효소를 자극해서 지방을 에너지로 사용하는 것이다. 다이어트에는 인슐린 저항성이 오히려 도움이 된다. 이것이 커피를 마시면 탄수화물 소모가 줄고 지방이 소모되는 원리다. 하지만 당뇨병이 있는 사람은 이 기전을 이용하면 안 된다. 혈관 속의 당분이 지나치게 증가하는 것을 피해야 하기 때문이다.

단식하면 인슐린 감수성 증가

우리가 단식하거나 운동하고 나면 인슐린 감수성이 증가한다. 식욕이 막 돌고 영양분 흡수도 잘된다. 그래서 단식이나 운동 후에 음식 섭취를 잘 못하면 살이 찌는 것이다. 하지만 달걀이나 닭가슴살 같은 단백질을 잘 섭취하면 근육이 만들어진다. 다시 말해서 인슐린 감수성이 증가하고, 인슐린 수치가 증가하면 지방의 소모는 감소한다. 그러므로 인슐린 수치가 낮을 때 즉 아침 식전이나 공복, 혹은 운동 전 혹은 운동 중에 커피를 마시면 지방을 태우고 지방으로 가득 찬 뱃살을 줄여주게 된다. 대신 커피를 탄수화물과 함께 섭취하는 것은 삼가야 한다. 커피의 카페인이 혈당을 올리고 인슐린 저항성을 높여서 혈당이 필요 이상으로 증가할 수 있기 때문이다. 반대로 운동이나 노동 같은 강력한 파워가 필요할 때는 식후에 커피를 마시거나, 커피와 함께 고단위의 탄수화물을 복용하면 더 좋다.

커피에 계피를 첨가하면 지방대사 촉진

커피의 지방분해 효과를 더욱 강력하게 만들어주는 방법이 있다. 커피에 몇 가지 첨가물을 더하는 것이다.

첫째, 계피를 커피에 첨가하는 방법이다. 이것은 많이 알려진 방법으로, 커피의 아드레날린 분비를 더욱 촉진하고 혈관을 확장시켜 지방대사를 촉진하고 혈액순환을 강화할 수 있다.

둘째, 생강이나 강황을 커피에 첨가하는 방법이다. 콜레스테롤 제거는 물론 요통과 무릎 통증, 어깨통증 같은 근육통 감소에 효과가 있다.

자율신경 실조증 환자는 커피 복용을 삼가라

커피의 복용이 뱃살을 빼는 데 효과적이긴 하지만, 스트레스호르몬인 아드레날린의 분비를 촉진하고, 위염을 유발하기도 하고, 교감신경을 과흥분시켜 불면증이나 심장 두근거림이 증가할 수 있다. 커피를 지나치게 많이 복용하면 저혈당 쇼크를 유발할 수 있다는 점을 주의하자.

커피를 마시면 뱃살이 빠진다

❶ 커피를 마시면 인슐린 감수성이 감소

❷ 그 대신 아드레날린 분비 증가

❸ 아드레날린이 지방대사 촉진

❹ 단식과 운동으로 인슐린 감수성 증가

❺ 커피에 계피를 첨가하면 지방대사 촉진

❻ 자율신경 실조증 환자는 커피를 삼가야 한다

《진짜 식사》 2권에서 계속 이어집니다.